中国医学临床百家·病例精解

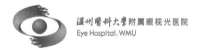
温州医科大学附属眼视光医院
Eye Hospital, WMU

温州医科大学附属眼视光医院
斜弱视与双眼视
病例精解

总主编 ◎ 瞿　佳　吴文灿
主　编 ◎ 张　芳

科学技术文献出版社
SCIENTIFIC AND TECHNICAL DOCUMENTATION PRESS
·北京·

图书在版编目（CIP）数据

温州医科大学附属眼视光医院斜弱视与双眼视病例精
解／张芳主编． -- 北京：科学技术文献出版社，2024.
10. -- ISBN 978-7-5235-1729-1

Ⅰ. R77

中国国家版本馆 CIP 数据核字第 2024PM3043 号

温州医科大学附属眼视光医院斜弱视与双眼视病例精解

策划编辑：蔡 霞　　责任编辑：蔡 霞　　责任校对：张吲哚　　责任出版：张志平

出　版　者	科学技术文献出版社
地　　　址	北京市复兴路 15 号　邮编　100038
编　务　部	（010）58882938，58882087（传真）
发　行　部	（010）58882868，58882870（传真）
邮　购　部	（010）58882873
官 方 网 址	www.stdp.com.cn
发　行　者	科学技术文献出版社发行　全国各地新华书店经销
印　刷　者	北京虎彩文化传播有限公司
版　　　次	2024 年 10 月第 1 版　2024 年 10 月第 1 次印刷
开　　　本	787 × 1092　1/16
字　　　数	227 千
印　　　张	15.5
书　　　号	ISBN 978-7-5235-1729-1
定　　　价	128.00 元

编委会

斜弱视与双眼视

温州医科大学附属眼视光医院
斜弱视与双眼视病例精解
编委会名单

《温州医科大学附属眼视光医院·病例精解》
丛书简介

　　温州医科大学附属眼视光医院成立于1998年9月，2009年经浙江省卫生厅批准增挂"浙江省眼科医院"牌子，是目前浙江省第一家省属公立三级甲等眼科专科医院。医院获批设有国家眼耳鼻喉疾病临床医学研究中心、眼视光学和视觉科学国家重点实验室、国家眼视光工程技术研究中心、国家药监局眼科疾病医疗器械和药物临床研究与评价重点实验室、国家眼科学临床重点专科、国家卫生健康委眼视光学重点实验室和工程中心、教育部近视防控与诊治工程研究中心等多个国家级、省部级机构。经过20余年的发展，医院形成了集医疗、教学、科研、产业、公益、推广为一体的眼视光体系，近年来还成功建有眼视光医院和中国眼谷，形成了较为完整的眼视光的"一体两翼"。

　　医院专科齐全，目前共设24个临床亚专科，其中视光学专科、眼鼻相关专科、屈光手术专科、角膜病专科等在国内乃至国际都有着较大的影响力。另外，设有4个医技科室和5个病区。医院构建（眼视光）全科门诊、专科门诊、专家团队诊疗、疑难眼病多科联合门诊"四位一体"的分级诊疗模式，为群众提供更加安全、高效、便捷的医疗服务。

　　随着医学科技的进步，对眼科相关专业的划分与定位也愈发精细，对疾病诊疗精准化的要求也不断提升。本丛书将医院各临床专科收治的部分典型或疑难病例进行了整理，并加以归纳总结和提炼，是我院18个重点专科临床经验的总结和呈现，包括眼底外科、眼底内科、视光专科、角膜病专科等。每个病例从病史、辅助检查、诊断、治疗、随访逐步展现，之后对病例进行了分析和点评，体现了理论与实践的结合和多学科的紧密配合。这些病例是科室集体智慧的结晶，更是编者宝贵经验的精华，愿本套丛书的出版能对眼科临床工作有所启发和裨益。

本套丛书的编写得到了温州医科大学附属眼视光医院众多专家的大力支持和帮助，在此表示感谢。由于编者水平有限，书中难免会存在一些观点不全面或疏漏之处；加之眼科的快速发展，部分内容有待更新，望各位读者不吝赐教。我们将在提升自身医疗水平的同时，与大家一起做好眼科专业临床经验的总结和分享，共同进步，最终惠及更多的业界同行与广大眼病患者。

总　序

　　温州医科大学附属眼视光医院要出版一套典型、疑难眼病病例诊疗丛书，我很荣幸被邀请为这套丛书作序。作为眼视光医院的创建者之一，我与本院已相伴 25 年。在这 25 年中，作为眼科学和视光学临床融合发展的践行者和亲历者，我见证了医学事业的快速进步和本院的蓬勃发展。今天，又看到了我们医院新生代医生们的新作问世，立言立说，为眼科学的发展添砖加瓦，心情尤为激动和欣慰！

　　我推荐这套丛书的原因是：对于眼科和眼视光的医生和医护人员来说，医疗实践中的临床案例是非常重要的，是我们诊断和治疗疾病的重要依据。因为每个病例都是独特的，所以我们需要仔细分析每个患者的症状、病史、体征及实验室检查结果，以找到正确的诊断方案和治疗方法。编写这套临床案例丛书并不是一件容易的事情。我们需要仔细分析每个病例，检视所有患者的病历和相关文献，以确保所提供的信息是准确且完整的。我们也需要对这些信息进行分类和归纳，以使读者能够更好地理解每个病例的特点和难点。

　　我推荐这套丛书的另一个原因是：这些临床案例均来自我们医院的临床实践，是我们院医生们亲手诊疗的患者，也就是我们常说的第一手资料。通过对这些临床案例的诊疗分析，可以帮助眼科或眼视光临床医生提高诊疗水平与能力，尤其对年轻医生的成长很有帮助。经过仔细记录和分析病例，我们可以从中发现一些典型的病例或不同寻常的诊断，这些发现可以启发我们进一步研究和理解这些疾病的本质。我们希望这套丛书的出版可以使读者更好地了解眼视光医学的实践和进步，也可以从这些案例中学到一些实用的技巧和知识，为临床医生和医学生们提供宝贵的参考资料。

　　最后，我要感谢所有参与了本套丛书编写的医生和工作人员。这套丛书是他们许多年来的经验和知识的总结，我们相信这套丛书将为眼科眼视光疾病的诊断和治疗提供重要的帮助和指导。

温州医科大学附属眼视光医院

2023 年 3 月 25 日于温州

前　言

　　本册为临床病例精解系列——以斜弱视与双眼视病例精解为主。斜视与小儿眼科为我院临床专科之一，诊疗范围包括斜视、弱视诊疗及双眼视异常诊疗。年门诊量超过 10 万。

　　斜弱视疾病是儿童常见眼病，不及时治疗，可对患者双眼视觉功能以及身心健康造成不良影响，甚至对视功能的影响可持续终生。对斜弱视及双眼视功能方向医生的培养是小儿眼科医生的重要组成部分。本册书籍旨在通过常见典型的专科病例，供读者临床工作中借鉴。

　　如果说临床系统论述类专著是对一个专科涵盖面极广的系统解读，力求让读者尽可能详尽了解所有常见病、多发病的"前世今生"，那病例汇编则是由点及面，通过典型病例的特征让读者"过目不忘"，是系统专著的一个极好补充，为临床工作和学习提供了方便。

　　在此我们衷心地感谢温州医科大学附属眼视光医院平台，感谢各位编委在较短时间内整理提供的病例资料，感谢廖娜医生在本册文字编排校对工作中的辛勤付出，由于时间仓促及诊疗经验的限制，其中的不足之处，恳请大家批评指正！

2024 年 11 月

目　录

第一部分　斜视

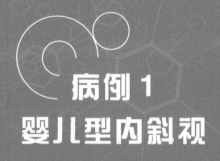

病例 1
婴儿型内斜视

病历摘要

【基本信息】

患者，女性，4 岁。

主诉：双眼交替向内偏斜 4 年。

现病史：患者家长于 4 年前发现患者无明显诱因下出现双眼交替向内侧偏斜，无歪头视物，无眼睑下垂，无眼球抖动，无眯眼视物及喜近距视物，于当地医院就诊诊断为"内斜视"，嘱定期随访。半年前曾来我院就诊，门诊行斜视相关检查后诊断为"婴儿型内斜视，双眼上斜肌麻痹"，予以睫状肌麻痹后验光配镜，戴镜后双眼向内侧偏斜无明显好转，今为求进一步手术治疗，拟诊断"婴儿型

笔记

3

内斜视"收入院。

【眼科检查】

眼科检查，见表 1 - 1。

表 1 - 1　眼科检查

检查项目	检查结果	
裸眼视力	右眼 0.8	左眼 0.8
检影	右眼 + 0.50 = 0.9	左眼 + 0.50 = 0.9
睫状肌麻痹验光（配镜处方）	右眼 + 2.50 = 0.9	左眼 + 2.50/ - 0.50 × 170 = 0.9
眼底照片	双眼外旋性改变	

角膜映光

	REF	LEF
SC	+ 20°	+ 20°R/L5°
CC	+ 20°	+ 20°R/L5°
双眼可交替注视		

三棱镜 + 交替遮盖

	REF	LEF
SC	+ 40$^{\triangle}$R/L3$^{\triangle}$ N&D	+ 40$^{\triangle}$R/L8$^{\triangle}$ N&D
CC	+ 35$^{\triangle}$R/L3$^{\triangle}$ N&D	+ 35$^{\triangle}$R/L8$^{\triangle}$ N&D

检查项目	检查结果	
眼球运动	右眼上斜肌功能 - 2，下斜肌功能 + 2	左眼上斜肌功能 - 1，下斜肌功能 + 2
Bielschowsky 歪头试验	双侧（ + ）	
代偿头位	无	
眼球震颤	无	
同视机主观斜视角	LEF + 11°R/L5°	
同视机客观斜视角	LEF + 21°R/L14°	
同视机检查 AC/A	5.3$^{\triangle}$/D	
TNO 立体视	无	
Titmus 立体视	无	
OPTEC3500 远距立体视	无	
Worth 4 点灯	3 点@ N	3 点@ D

【辅助检查】

(1) 头颅 CT 未见异常。

(2) 九方位照相，见图 1 –1。

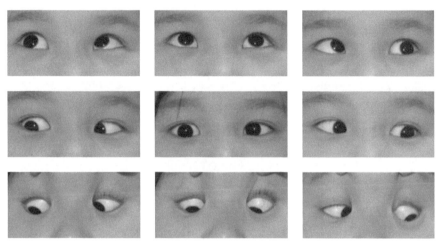

图 1 –1　患者九方位照相

【诊断】

(1) 婴儿型内斜视。

(2) 双眼先天性上斜肌麻痹。

(3) 双眼屈光不正。

【治疗及随访】

(1) 告知患者家属疾病特点及预后，征得家属手术知情同意。

(2) 在全身麻醉下行"双眼下斜肌切断术 + 右眼内直肌调整缝线后退术 + 右眼外直肌缩短术 + 右眼肌止端下移术"，术中将双眼下斜肌切断、右眼内直肌调整缝线后退 3.5 mm 并肌止端下移一个肌腹，外直肌缩短 4.5 mm 并肌止端下移一个肌腹。术后第 1 天眼位照相见图 1 –2。

(3) 术后 1 个月随访：予以停戴镜，并行术后双眼正位视训练。检查结果见表 1 –2。

5

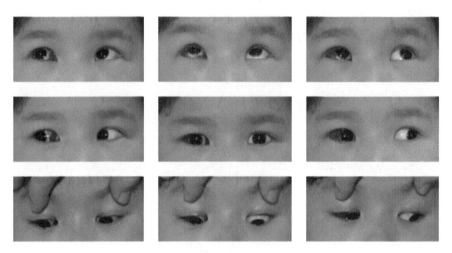

图 1-2　患者术后第 1 天眼位照相

表 1-2　随访检查

检查项目	检查结果	
裸眼视力	右眼 0.8	左眼 0.8
检影	右眼 +0.50 = 0.9	左眼 +0.50 = 0.9
眼球运动	右眼上斜肌不足 -1，余方向运动到位	
Bielschowsky 歪头试验	双侧（ - ）	
代偿头位	无	
同视机主观斜视角	LEF + 1°R/L3°	
同视机客观斜视角	LEF + 2°R/L5°	
TNO 立体视	无	
Titmus 立体视	无	
OPTEC3500 远距立体视	无	
Worth 4 点灯	3 点@ N	3 点@ D

病例分析

【病例特点】

（1）女性儿童，4 岁，发现双眼交替向内偏斜 4 年。

（2）大角度内斜视，双眼能交替注视，交替斜视，戴远视屈光全矫眼镜内斜视角度无改善。

（3）双眼下斜肌亢进，双眼上斜肌不足，Bielschowsky 歪头试验双侧（＋）。

（4）特殊检查：头颅 CT 未见明显异常。

【诊断思路】

患者出生 6 个月内发现双眼交替向内偏斜，斜视角度大，无伴随弱视，双眼可以交替注视，戴远视屈光全矫眼镜内斜视角度无改善，伴随双眼上斜肌麻痹。目前诊断"婴儿型内斜视、双眼先天性上斜肌麻痹、双眼屈光不正"明确。

【鉴别诊断】

（1）先天性外展神经不全麻痹：先天性单眼或双眼外展神经不全麻痹，表现为出生后大角度内斜视，单眼或双眼外转不足，单眼外展神经麻痹常伴代偿头位，即面部转向麻痹眼侧，视线朝向健侧方向。眼球外转受限、娃娃头试验阳性、主动牵拉试验显示麻痹肌收缩无力可以与婴儿型内斜视鉴别。

（2）Duane 眼球后退综合征 I 型：是先天性脑神经发育异常综合征（congenital cranial dysinnervation disorders，CCDDs）的一个类型。主要特征为眼球外转不能或者显著受限，企图外转时睑裂开大，内转时睑裂缩小、眼球后退，可伴上射、下射现象，常伴有代偿头位，肌电图检查有异常放电。与婴儿型内斜视的主要鉴别点为内外转运动时睑裂变化及眼球后退、外直肌牵拉试验阳性。

（3）震颤阻滞综合征：以婴儿早期发生的眼球震颤伴内斜视、代偿头位及假性外转不足为主要临床特征的斜视，疾病特点突出。

震颤阻滞综合征患者正前方注视时水平冲动性眼球震颤，眼球内转位或集合时眼球震颤幅度和强度减轻或消失，内斜眼为注视眼，与婴儿型内斜视伴眼球震颤相鉴别。

（4）Kappa 角：负 Kappa 角表现角膜映光点位于瞳孔颞侧，常见于高度近视或者眼底疾病患者，遮盖试验不动可与婴儿型内斜视相鉴别。

（5）知觉性内斜视：婴幼儿期因屈光参差、外伤、角膜混浊、先天性白内障、黄斑和视神经病变等导致一眼或者双眼视力严重障碍，知觉融合功能障碍而引起的内斜视。排除知觉障碍是鉴别婴儿型内斜视的必要步骤。

【治疗思路】

（1）门诊首诊内斜视的患者，首先进行阿托品散瞳验光后，如果有一定的远视度数，予以远视屈光全矫戴镜，观察至少半年，如果戴镜没有改善眼位或仅部分改善眼位，可考虑行斜视矫正手术。

（2）婴幼儿无法表达视力，可以通过遮盖试验查注视性质，配合一些行为观察方法、视动性眼震或视觉诱发电位的参考，判断视力水平。如果存在弱视，先治疗弱视，待双眼视力基本平衡后再考虑手术治疗。

（3）4 月龄以内的婴儿型内斜视患者，斜视可能会自发消退，特别是当这种内斜视表现为间歇性或者斜视度数不稳定，或者斜视角度小于 $+40^{\triangle}$ 时。

（4）对 4 月龄以上且斜视角度大（ > $+40^{\triangle}$ ）相对稳定的婴儿型内斜视患者，斜视基本没有自我缓解的可能。建议早期(2 岁之前）行斜视矫正手术，以促进外观及双眼视功能恢复。

（5）常见婴儿型内斜视患者常合并垂直斜视、显性或隐性眼球震颤、上斜肌麻痹、原发性下斜肌亢进、AV 征等其他斜视疾病，或白化病等其他眼部及全身疾病，应仔细检查，详细询问病史及家族史。

【疾病介绍】

婴儿型内斜视，旧称先天性内斜视，是指 6 月龄之前出现的、原因不明且与屈光度数无关的一类共同性内斜视，发病率在 0.1%~1.0%。婴儿型内斜视的发生率升高与早产和围产期疾病、出生体重大、胎龄大、母亲滥用药物和吸烟有关。

婴儿型内斜视的主要特征为：6 月龄以内发生的恒定性内斜视；内斜角度较大，可单眼内斜或者双眼交替内斜；大多数注视良好，具有交替注视能力，个别患者存在交叉注视；内斜视与屈光状态无关；眼球运动多正常，或伴随假性外转功能不足；常合并垂直斜视、显性或隐性眼球震颤、上斜肌麻痹、原发性下斜肌亢进、AV 征等其他斜视疾病。

已有证据表明，早期斜视矫正手术治疗婴儿型内斜视，可以缩短内斜视持续时间、改善双眼视功能，而且越早手术，获得双眼视功能的可能性越高。双眼视功能的获得对维持稳定的眼位和减少复发至关重要。婴儿型内斜视强调早期手术治疗，因为早期手术对恢复双眼视觉功能至关重要，同时减少发生垂直型分离斜视的可能。但关于最佳手术时机，临床上仍存在争议。文献报道婴儿型内斜视术后长期随访发现再次手术的比例为 25%~60%，其中致再次手术的危险因素包括术前超大内斜角度、弱视、眼球震颤、下斜肌亢进、垂直型分离性斜视，以及第 1 次手术时机及斜视病程。婴儿型内斜视对斜视手术医生也是一个考验，需要综合考虑患者的检查配合程度、发育情况、亲属的手术意愿及手术医生经验。术后双眼正位视训练也能在一定程度上改善预后。肉毒杆菌毒素应用在婴儿型内斜视的患者上仍存在一定争议。由于其操作简

笔记

单、时间短，对轻中等程度的婴儿型内斜视和术后欠矫的情况，肉毒杆菌毒素的注射可以作为一个相对安全的方法来替代眼外肌手术。

余焕云主任点评　温州医科大学附属眼视光医院

根据该患者出生后半年以内发病，没有很明显的屈光度数异常，双眼视力平衡，内斜视角度比较大而且稳定，眼球运动：双眼下斜肌亢进（+2），上斜肌不足（-1），先天性内斜视的诊断即可确诊。本斜视类型在临床上很常见，但由于患者发病及来就诊时年龄小，检查难以配合，除了内斜视以外还常合并斜肌功能亢进、分离性垂直斜视等复杂情况，所以对于临床医生颇具挑战性。本例患者在处理内斜视的同时行双侧下斜肌减弱手术来解决下斜肌功能亢进（上斜肌麻痹）的问题，通过水平肌肉肌止端下移来解决右眼的上斜视，目前取得较为满意的结果，后期还可以尝试通过双眼视功能训练来重建患者的双眼视功能。

参考文献

1. 胡聪. 斜视诊断详解. 北京：人民卫生出版社，2013.

2. 赵晨. 眼科临床指南解读——内斜视和外斜视. 北京：人民卫生出版社，2018.

3. LAM G C, REPKA M X, GUYTON D L. Timing of amblyopia therapy relative to strabismus surgery. Ophthalmology, 1993, 100(12)：1751-1756.

4. ROWE F J, NOONAN C P. Botulin toxin for the treatment of strabismus. Cochrane Database Syst Rev, 2012, 2(2)：CD006499.

5. ISSAHO D C, CARVALHO F R S, TABUSE M K U, et al. The use of botulinum toxin to treat infantile esotropia：A systematic review with meta-Analysis. Invest

Ophthalmol Vis Sci. 2017, 58(12): 5468 - 5476.

6. SHON M A, HAHM K H, HAN S H. Spontaneous resolution of infantile esotropia. J AAPOS, 2001, 5(1): 44 - 47.

7. SPRUNGER D T, WASSERMAN B N, STIDHAMN D B. The relationship between nystagmus and surgical outcome in congenital esotropia. J AAPOS, 2000, 4(1): 21 - 24.

（陈园园　整理）

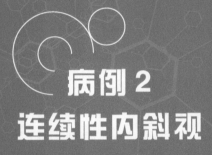

病例 2
连续性内斜视

病历摘要

【基本信息】

患者，女性，9 岁。

主诉：外斜术后双眼交替向内偏斜 1 年，加重 2 个月。

现病史：患者 1 年前因"间歇性外斜视"于我院行"双眼外直肌调整缝线后退术（各 4.5 mm）"，术后出现双眼交替向内偏斜，伴双眼视物重影，遮一眼后重影消失，予以散瞳验配附加三棱镜的框架眼镜，视物重影消失。2 个月前自觉双眼向内偏斜加重，无视力下降，无眼球转动受限，遂再次于我院就诊，门诊拟诊断"连续性内斜视"收入院。

【眼科检查】

眼科检查，见表2-1～表2-5。

表2-1　第1次间歇性外斜视手术前眼科检查

检查项目	检查结果	
裸眼视力	右眼0.5	左眼0.4
检影	右眼-1.75=1.0	左眼-2.00=1.0
角膜映光	SC：-10°（可控正位，可交替注视）	

三棱镜+交替遮盖

	REF	LEF
SC	$-25 \sim -30^\triangle @ N$ $-25^\triangle @ D$	$-25 \sim -30^\triangle @ N$ $-25^\triangle @ D$
CC	$-25 \sim -30^\triangle @ N$ $-25^\triangle @ D$	$-25 \sim -30^\triangle @ N$ $-25^\triangle @ D$

眼球运动	双眼各方向转动到位	
同视机主观斜视角	SC：-9°	
同视机客观斜视角	SC：-11.5°	
同视机融合范围	SC：-5°～+5°（3°融合画片，融合点-9°）	
TNO立体视	60″	
Titmus立体视	50″	
OPTEC3500远距立体视	400″	
Worth 4点灯	远距：4点	近距：4点
注视性质	右眼中心注视	左眼中心注视

表2－2　间歇性外斜视术后1个月眼科检查

检查项目	检查结果	
裸眼视力	右眼0.5	左眼0.4
检影	右眼 －1.75 ＝1.0	左眼 －2.00 ＝1.0
角膜映光	SC：+5°（不可控正位，可交替注视）	

三棱镜＋交替遮盖

		REF	LEF
	SC	$+10^\triangle$ @ N $+14^\triangle$ @ D	$+10^\triangle$ @ N $+14^\triangle$ @ D
	CC	$+10^\triangle$ @ N $+14^\triangle$ @ D	$+10^\triangle$ @ N $+14^\triangle$ @ D

眼球运动	双眼各方向转动到位	
同视机主观斜视角	SC：+16°	
同视机客观斜视角	SC：+14°	
同视机融合范围	SC：－4°～+8°（3°融合画片，融合点+16°）	
TNO立体视	480″	
Titmus立体视	80″	
OPTEC3500远距立体视	无	
Worth 4点灯	远距：5点	近距：2点
注视性质	右眼中心注视	左眼中心注视
医嘱	消旋山莨菪碱滴眼液滴双眼，每天2次	

表2－3　间歇性外斜视术后3个月眼科检查

检查项目	检查结果	
裸眼视力	右眼0.4	左眼0.4
检影	右眼 $-1.75/-0.75\times180=1.0$	左眼 $-1.75/-0.75\times180=1.0$
角膜映光	SC：+5°（不可控正位，可交替注视）	

三棱镜＋交替遮盖

		REF	LEF
	SC	$+14^{\triangle}@N$ $+14^{\triangle}@D$	$+14^{\triangle}@N$ $+14^{\triangle}@D$
	CC	$+14^{\triangle}@N$ $+14^{\triangle}@D$	$+14^{\triangle}@N$ $+14^{\triangle}@D$

眼球运动	双眼各方向转动到位	
同视机主观斜视角	SC：+18°	
同视机客观斜视角	SC：+15°	
同视机融合范围	－5°～+5°（3°融合画片，融合点+8°）	
TNO立体视	240″	
Titmus立体视	140″	
OPTEC3500远距立体视	无	
Worth 4点灯	远距：3点	近距：2点
注视性质	右眼中心注视	左眼中心注视
医嘱	1. 配镜处方 　右眼：$-1.75/-0.75\times180(BO\ 5)=1.0$ 　左眼：$-1.75/-0.75\times180(BO\ 5)=1.0$ 2. 消旋山莨菪碱滴眼液滴双眼，每天2次	

表 2-4　间歇性外斜视术后半年眼科检查

检查项目	检查结果	
裸眼视力	右眼 0.4	左眼 0.3
检影	右眼 $-1.75/-1.25\times180=1.0$	左眼 $-2.00/-0.75\times180=1.0$
角膜映光	CC：正位	

三棱镜 + 交替遮盖

	REF	LEF
SC	$+14^{\triangle}$@ N $+14^{\triangle}$@ D	$+14^{\triangle}$@ N $+14^{\triangle}$@ D
CC	$+4^{\triangle}$@ N $+4^{\triangle}$@ D	$+4^{\triangle}$@ N $+4^{\triangle}$@ D

检查项目	检查结果	
眼球运动	双眼各方向转动到位	
同视机主观斜视角	SC：$+15°$	
同视机客观斜视角	SC：$+15°$	
同视机融合范围	$-5°\sim+6°$（3°融合画片，融合点 $+15°$）	
TNO 立体视	480″	
Titmus 立体视	400″	
OPTEC3500 远距立体视	无	
Worth 4 点灯	远距：4 点	近距：4 点
注视性质	右眼中心注视	左眼中心注视
医嘱	消旋山莨菪碱滴眼液滴双眼，每天 2 次	

表2-5 连续性内斜视术前眼科检查

检查项目	检查结果	
裸眼视力	右眼0.2	左眼0.1
检影	右眼-2.00/-0.75×180=1.00	左眼-3.00/-0.75×180=1.00
角膜映光	CC：+25°（不可控正位，可交替注视）	

三棱镜+交替遮盖

		REF	LEF
	SC	$+45^{\triangle}$ @ N $+45^{\triangle}$ @ D	$+45^{\triangle}$ @ N $+45^{\triangle}$ @ D
	CC	$+35^{\triangle}$ @ N $+35^{\triangle}$ @ D	$+35^{\triangle}$ @ N $+35^{\triangle}$ @ D

检查项目	检查结果	
眼球运动	双眼各方向转动到位	
同视机主观斜视角	SC：不稳定	
同视机客观斜视角	SC：+27°	
同视机融合范围	无	
TNO立体视	无	
Titmus立体视	无	
OPTEC3500远距立体视	无	
Worth 4点灯	远距：5点	近距：2点
注视性质	右眼中心注视	左眼中心注视
医嘱	建议预约手术	

【辅助检查】

相关辅助检查，见图2-1~图2-3。

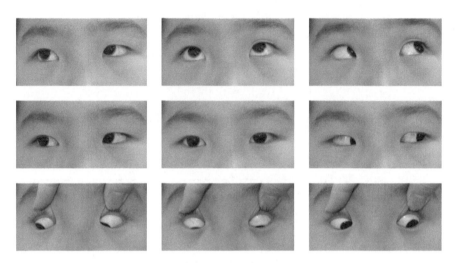

图 2-1 间歇性外斜视术前眼位照相

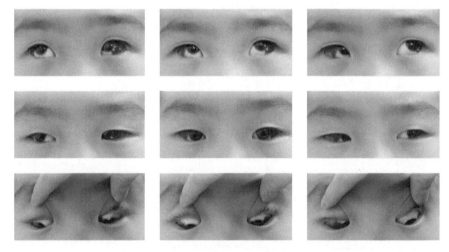

图 2-2 间歇性外斜视术后第 1 天眼位照相

【诊断】

连续性内斜视。

【治疗】

手术治疗：手术方式为左眼内直肌调整缝线后退术 + 左眼外直肌复位术。术中将左眼内直肌调整缝线后退 4.5 mm，外直肌前徙至原肌止端。术中发现外直肌位于预期的巩膜位置。

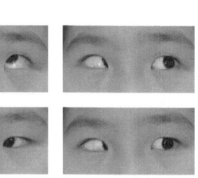

图2-3　连续性内斜视术前眼位照相

【随访】

术后半年随访眼位照相（图2-4）及眼科检查结果（表2-6）如下。

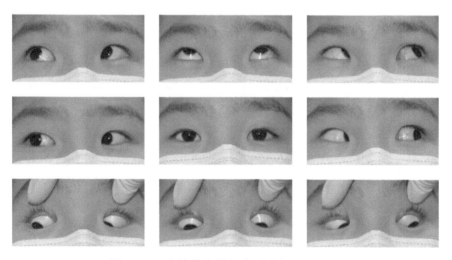

图2-4　连续性内斜视术后半年眼位照相

表2-6 连续性内斜视术后半年眼科检查

检查项目	检查结果	
裸眼视力	右眼0.1	左眼0.1
检影	右眼 −2.75/−1.00×170 = 1.0	左眼 −3.00/−1.00×175 = 1.0
角膜映光	SC：正位	

三棱镜+交替遮盖

		REF	LEF
	SC	$0^{\triangle}$@ N $0^{\triangle}$@ D	$0^{\triangle}$@ N $0^{\triangle}$@ D
	CC	$0^{\triangle}$@ N $0^{\triangle}$@ D	$0^{\triangle}$@ N $0^{\triangle}$@ D

眼球运动	双眼各方向转动到位	
同视机主观斜视角	SC：+8°	
同视机客观斜视角	SC：+3°	
同视机融合范围	−10°~+7°（3°融合画片，融合点+8°）	
TNO 立体视	60″	
Titmus 立体视	40″	
OPTEC3500 远距立体视	400″或无	
Worth 4 点灯	远距：4点或3点	近距：4点或3点
注视性质	右眼中心注视	左眼中心注视
医嘱	配镜处方 右眼：−2.75/−1.00×170 = 1.0 左眼：−3.00/−1.00×175 = 1.0	

病例分析

【病例特点】

（1）患者，9岁，1年前曾因"间歇性外斜视"行"双眼外直肌调整缝线后退术"。

（2）主诉：外斜术后双眼交替向内偏斜1年，加重2个月。

（3）外斜术后内斜量逐渐增加，术后1年时裸眼：$+45^{\triangle}$@N&D；戴镜（附加三棱镜）：$+35^{\triangle}$@ N&D。

（4）外斜术后立体视较术前变差。

【诊断思路】

患者，9岁，1年前曾因"间歇性外斜视"行"双眼外直肌调整缝线后退术"，术后早期出现双眼交替向内偏斜1年，手术史明确，诊断明确，无须鉴别。

【治疗思路】

患者，9岁，外斜视手术矫正过量发生的内斜视，术后1年斜视量为$+45^{\triangle}$，斜视量较大，只能通过手术矫正。手术方式可选择双眼内直肌后退或者单眼的内直肌后退和外直肌复位，考虑到之前已经做了双眼外直肌后退，本次手术选择左眼的内直肌后退和外直肌复位，优点是以后还有未手术过的直肌可供选择，缺点是有瘢痕，操作难度大一点，手术定量相对不易。

【疾病介绍】

连续性内斜视是指外斜视手术矫正过量发生的内斜视或无外因及外直肌麻痹等情况下自然转变为内斜视。前者发病率为1.5%～27%，后者罕见。

（1）病因：因外斜视手术过矫造成的内斜视。多见于间歇性外斜视术后，因为间歇性外斜视手术效果有回退倾向，故很多专家主张过矫，Lee HJ 发现间歇性外斜视术后 1 周内隐斜 $10^{\triangle}$ 以上不易复发，但 Choi J 和 Buck D 认为术后 2 年内，术后早期的内隐斜与低复发率相关，但是可能不能预测长期复发率。过矫易引起内斜视，可导致复视、双眼视功能的损害和弱视。

（2）临床特点：有明确的外斜视手术史。

（3）非手术治疗

1）早期小角度过矫常常会逐渐缓解，无须处理。

2）若复视持续存在，可用缩瞳药或戴远视矫正眼镜来减少调节，从而减少内斜。

3）底向外的三棱镜：Lee 发现针对间歇性外斜视做过双眼外直肌手术的连续性内斜视患者，采用三棱镜矫正后，内斜视的度数逐渐减少，1 年脱镜率为 32%，3 年脱镜率为 82%。Hardesty 报道 $<15^{\triangle}$ 的连续性内斜视仅用三棱镜就可治愈。

（4）手术治疗

1）再次手术原则：①非手术治疗 3 个月后无好转。②非手术治疗后复视持续存在，影响双眼视功能，影响患者日常生活。③若早期出现大角度过矫，复视难以忍受，尤其存在眼球运动障碍时建议立即手术探查是否肌肉滑脱，线结松弛、手术设计过量。

2）再次手术方式的选择：①内直肌后徙术。②外直肌缩短术。③内直肌后徙联合外直肌缩短术。

余新平主任点评　中山大学中山眼科中心

间歇性外斜视手术后出现持续的连续性内斜视是临床最担心的

并发症，因为会导致患者复视、破坏双眼视功能，甚至出现弱视。而且患者出现内斜视后对其身心均有显著影响，对手术医生也有很大压力。术后早期出现小角度的内斜视一般认为提示远期的预后较好。但该患者的内斜视持续增大，需要2次手术矫正。如何在术前预测术后出现连续性内斜视的危险因素并采取相应处理，是临床解决的问题之一。

参考文献

1. JOYCE K E, BEYER F, THOMSON R G, et al. A systematic review of the effectiveness of treatments in altering the natural history of intermittent exotropia. The British Journal of Ophthalmology, 2015, 99(4): 440 - 450.

2. LEE H J, KIM S J, YU Y S. Long-term outcomes after same amount of bilateral rectus muscle recession for intermittent exotropia with the same angle of deviation. Journal of Pediatric Ophthalmology and Strabismus, 2018, 55(5): 319 - 325.

3. BUCK D, POWELL C, SLOPER J, et al. Authors' response: After intermittent exotropia surgery, consecutive esotropia: good or bad? by K K Shoaib. The British Journal of Ophthalmology, 2013, 97(6): 797 - 798.

4. CHOI J, KIM S J, YU Y S. Initial postoperative deviation as a predictor of long-term outcome after surgery for intermittent exotropia. Journal of AAPOS: The Official Publication of the American Association for Pediatric Ophthalmology and Strabismus, 2011, 15(3): 224 - 229.

5. LEE E K, YANG H K, HWANG J M. Long-term outcome of prismatic correction in children with consecutive esotropia after bilateral lateral rectus recession. The British Journal of Ophthalmology, 2015, 99(3): 342 - 345.

6. HATT S R, GNANARAJ L. Interventions for intermittent exotropia. The Cochrane Database of Systematic Reviews, 2013(5): CD003737.

7. LEE E K, HWANG J M. Prismatic correction of consecutive esotropia in children

笔记

after a unilateral recession and resection procedure. Ophthalmology, 2013, 120(3):
504 - 511.

8. 赵堪兴. 斜视弱视学. 北京:人民卫生出版社, 2011.

9. 胡聪. 斜视诊断详解. 北京:人民卫生出版社, 2013.

10. 赵晨. 眼科临床指南解读——内斜视和外斜视. 北京:人民卫生出版社, 2018.

（万明辉　整理）

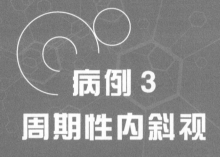

病例 3
周期性内斜视

病历摘要

【基本信息】

患者，男性，8岁。

主诉：双眼交替向内偏斜2个月伴视物重影1个月。

现病史：患者2个月前无明显诱因出现双眼交替向内偏斜，无视物重影，无眼球转动困难等，曾于我院就诊，当时诊断为"内隐斜，双眼屈光不正"，主觉验光为右眼 − 1.00 = 1.0，左眼 − 1.25 = 1.0，给予阿托品睫状肌麻痹后复查，屈光度同前，建议戴镜，2个月来患者坚持戴镜，双眼向内偏斜症状无好转。1个月前双眼视物重影，遮盖一眼后重影消失，遂于我院复诊。

门诊检查时发现患者斜视角不大，且无明显双眼复视，体征与患者症状不符，追问病史发现患者内斜具有周期性，隔日内斜。故当日就诊医生让患者第 2 天复诊。

【眼科检查】

眼科检查，见表 3 - 1、表 3 - 2。

表 3 - 1 就诊当日眼科检查

检查项目	检查结果	
裸眼视力	右眼 0.6	左眼 0.5
主觉	右眼 - 1.00 = 1.0	左眼 - 1.25 = 1.0
角膜映光	SC：+5°（不可控正位，可交替注视）	

三棱镜 + 交替遮盖		REF	LEF
	SC	$+14^{\triangle}$@ N $+14^{\triangle}$@ D	$+14^{\triangle}$@ N $+14^{\triangle}$@ D
	CC	$+14^{\triangle}$@ N $+14^{\triangle}$@ D	$+14^{\triangle}$@ N $+14^{\triangle}$@ D

眼球运动	双眼各方向转动到位	
同视机主观斜视角	SC：+6°	
同视机客观斜视角	SC：+6°	
同视机融合范围	SC：-6°～+8°（3°融合画片，融合点 +6°）	
TNO 立体视	400″	
Titmus 立体视	400″	
OPTEC3500 远距立体视	480″	
Worth 4 点灯	远距：4 点	近距：4 点
注视性质	右眼中心注视	左眼中心注视
医嘱	明日复查	

眼位照相，见图 3 - 1、图 3 - 2。

表 3 - 2　就诊第 2 天眼科检查

检查项目	检查结果	
裸眼视力	右眼 0.6	左眼 0.5
主觉	右眼 -1.00 = 1.0	左眼 -1.25 = 1.0
角膜映光	SC：+30°（不可控正位，可交替注视）	

三棱镜 + 交替遮盖

	REF	LEF
SC	+50△@ N +50△@ D	+50△@ N +50△@ D
CC	+50△@ N +50△@ D	+50△@ N +50△@ D

眼球运动	双眼各方向转动到位	
同视机主观斜视角	SC：+40°	
同视机客观斜视角	SC：+39°	
同视机融合范围	SC：无	
TNO 立体视	无	
Titmus 立体视	无	
OPTEC3500 远距立体视	无	
Worth 4 点灯	远距：5 点	近距：5 点
注视性质	右眼中心注视	左眼中心注视
医嘱	预约手术	

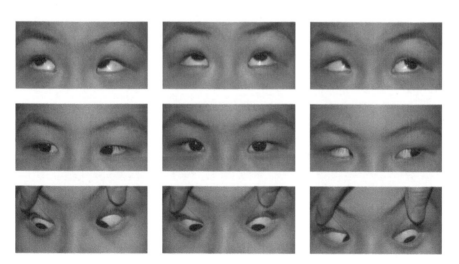

图 3 - 1　就诊当天眼位照相

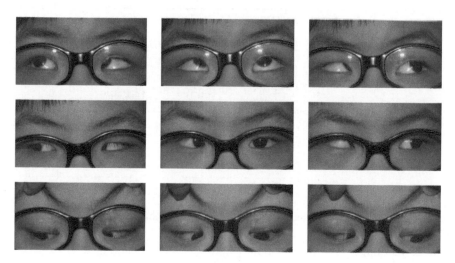

图 3 - 2　就诊第 2 天眼位照相

【辅助检查】

头颅 CT 未见明显异常。

【诊断】

（1）周期性内斜视。

（2）双眼屈光不正。

【治疗】

手术治疗。手术方式：右眼内直肌调整缝线后退（5.0 mm）+
外直肌缩短术（5.0 mm）。

【随访】

术后第 1 天眼位照相（图 3 - 3）及术后 1 个月眼科检查结果
（表 3 - 3）。

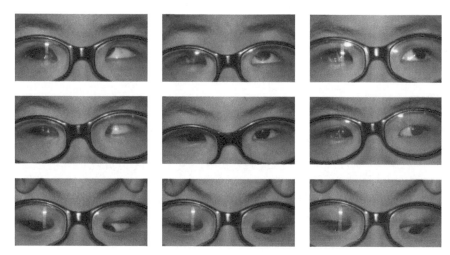

图 3-3　术后第 1 天眼位照相（正位日）

表 3-3　术后 1 个月眼科检查（原斜视日）

检查项目	检查结果	
裸眼视力	右眼 0.5	左眼 0.5
主觉	右眼 $-1.25/-0.50 \times 175 = 1.0$	左眼 $-1.25 = 1.0$
角膜映光	SC：正位	

三棱镜 + 交替遮盖

	REF	LEF
SC	$+1^{\triangle} \sim +2^{\triangle}@N$ $0^{\triangle}@D$	$+1^{\triangle} \sim +2^{\triangle}@N$ $0^{\triangle}@D$
CC	$+1^{\triangle} \sim +2^{\triangle}@N$ $0^{\triangle}@D$	$+1^{\triangle} \sim +2^{\triangle}@N$ $0^{\triangle}@D$

检查项目	检查结果	
眼球运动	双眼各方向转动到位	
同视机主观斜视角	SC：$+3°$	
同视机客观斜视角	SC：$+3°$	
同视机融合范围	SC：$-5° \sim +6°$（3°融合画片，融合点 $+3°$）	
TNO 立体视	240″	
Titmus 立体视	200″	
OPTEC3500 远距立体视	400″	
Worth 4 点灯	远距：4 点	近距：5 点
注视性质	右眼中心注视	左眼中心注视
医嘱	随访	

病例分析

【病例特点】

（1）患者，8 岁，内斜视隔日出现。

（2）斜视日和非斜视日斜视量相差较大，且非斜视日具有三级视功能，而斜视日没有。

【诊断思路】

内斜视有明确的周期性，一般为 48 小时。24 小时内斜视，24 小时正位，斜视日和非斜视日斜视量相差较大，诊断"周期性内斜视"，需与其他内斜视相鉴别。

【鉴别诊断】

（1）先天性内斜视：一般在生后 6 个月内出现，斜视度数大。多数患者双眼视力相近，呈交替注视，多为轻度远视眼，戴镜无法改善眼位。一般无双眼视功能，无复视，眼位不存在周期性改变。

（2）调节性内斜视：调节与集合之间存在联动关系，由于增加调节力或异常高 AC/A 比值导致的集合过量所产生的内斜视称作调节性内斜视。调节性内斜视眼位可通过屈光矫正改善。

（3）急性共同性内斜视：急性发作，多发生在 5 岁以后，双眼视功能已经发育完善。患者有明显复视症状，且看远程度重于看近。戴镜斜视无改善。斜视度无周期性改变。

【治疗思路】

首先排除调节因素引起的内斜视，患者已使用阿托品散瞳，散瞳前后屈光度和斜视量无差异，排除了调节因素。头颅 CT 无异常，排除颅内病变。观察 3~6 个月后，待斜视度稳定按斜视日的斜视度计算手术，无论在斜视日或非斜视日手术，术后不会引起过矫，周期性改变可消失。手术方式可选择双眼内直肌后退或单眼内直肌后退和外直肌缩短术，右眼为主斜眼，本次手术选择右眼内直肌调整缝线后退和外直肌缩短术。

【疾病介绍】

（1）周期性内斜视

周期性内斜视是指斜视日和正位日有规律的交替发生的一种特殊类型的非调节性内斜视，临床上较少见，发病率占斜视患者的1/5000～1/3000。3～4岁发病，也可发生于成年后。病因和发病机制至今尚无定论。有生物钟机制学说，大脑优势学说，眼球运动中枢控制失调学说及融合机制失调学说。

临床特点：内斜视呈周期性变化，周期一般为48小时。也有报道称周期是1天、3天、4天或5天，也有48小时内斜视和24小时正位交替出现的情况。这种周期性可能维持2周，也可能持续数年后变成恒定性内斜视。斜视日多呈大角度内斜视，一般在＋30°到＋40°，且远近斜视度相等或伴有轻度V征。周期性内斜视患者的斜视角有时也有变化，在每个斜视日的斜视度可出现不同，但差别一般均小于20$^{\triangle}$，非斜视日有时为正位，有时为小角度内斜视。矫正视力一般正常。屈光度一般在＋2.00 D左右，但戴镜与否与眼位无关。在斜视日和正位日均有双眼视觉，且为正常视网膜对应，故而斜视日出现复视；当斜视时间较长时，斜视眼会受抑制，复视消失。眼球运动不受限，可表现为内直肌亢进。

（2）周期性内斜视的治疗基本原则

1）首先矫正屈光不正：可用于排除调节因素引起的内斜视。

2）手术治疗为主：发病后至少观察6个月，原则上变为恒定性内斜视后再手术，但有的病例数年以上一直维持周期性，此时应当早期手术。斜视日或正位日均可手术。根据斜视日的斜视度计算，无论在斜视日或非斜视日手术，术后不会引起过矫，周期性改变可消失。手术方式一般为双眼内直肌后徙或内直肌后徙和外直肌缩短术。

3）肉毒杆菌毒素治疗效果不明确。

王晨晓主任点评　温州医科大学附属眼视光医院

周期性内斜视在临床非常少见，认真询问病史有助于及时诊断。诊断时尤其需要排除调节性内斜视。目前认为手术治疗是效果较确切的手段，手术按照出现斜视时的最大斜视度设计，多能获得较好的效果。由于这些患者出现斜视的年龄较大，术后也能恢复较好的双眼视功能。但周期性内斜视的确切病因和转归尚不清晰，需要进一步的研究。

参考文献

1. 赵晨. 眼科临床指南解读——内斜视和外斜视. 北京：人民卫生出版社，2018.

2. 赵堪兴. 斜视弱视学. 北京：人民卫生出版社，2011.

3. WINDSOR C E, BERG E F. Circadian heterotropia. American Journal of Ophthalmology, 1969, 67(4).

4. 郑立冬. 周期性内斜视四例. 中国斜视与小儿眼科杂志, 1994, 2(1)：37 - 38.

5. DANIET G. General Ophthalmology Fourteeth edition. Asimon & Schuster Company U.S.A, 1995, 226.

6. 徐国兴, 林雯. 隔日周期性内斜视临床探讨. 中国实用眼科杂志, 1997, 15(5)：1.

7. HELVESTON E M. Cyclic strabismus. The American Orthoptic Journal, 1973, 23: 48 - 51.

8. UEMURA Y, TOMITA M, TANAKA Y. Consecutive cyclic esotropia. Journal of Pediatric Ophthalmology, 1977, 14(5): 278 - 280.

（万明辉　整理）

笔记

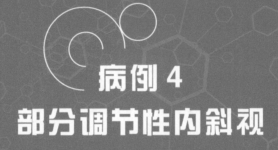

病例 4
部分调节性内斜视

📋 病历摘要

【基本信息】

患者,男性,8岁。

主诉:双眼交替性向内偏斜6年。

现病史:患者6年前无明显诱因下发现双眼交替性向内偏斜,伴喜欢近距离视物,无视物重影,无歪头视物,无眼球转动困难,无眯眼视物,无眼红眼痛,曾来我院就诊,门诊行验光及斜视相关检查后诊断为"部分调节性内斜视,双眼屈光不正",予以全矫戴镜治疗,双眼向内偏斜部分好转,今为求进一步诊治,再次来我院就诊,门诊拟"部分调节性内斜视"收入院。

【眼科检查】

眼科检查，见表4-1。

表4-1 眼科检查

检查项目	检查结果	
裸眼视力	右眼0.5	左眼0.6
检影	右眼+4.50/-1.00×5=0.9	左眼+3.50/-1.00×175=0.9
睫状肌麻痹验光	右眼+5.75/-1.00×5=0.9	左眼+4.50/-1.00×175=0.9
角膜映光	SC：LEF=REF：+25°	CC：LEF=REF：+25°

三棱镜+交替遮盖

	REF	LEF
SC	$+50^{\triangle}$@N；$+40^{\triangle}$@D	$+50^{\triangle}$@N；$+40^{\triangle}$@D
CC	$+30^{\triangle}$@N；$+25^{\triangle}$@D	$+30^{\triangle}$@N；$+25^{\triangle}$@D

检查项目	检查结果	
眼球运动	各方向运动到位	
同视机主观斜视角	SC：REF=LEF+21°	CC：REF=LEF+15°
同视机客观斜视角	SC：REF=LEF+23°	CC：REF=LEF+16°
AC/A	$4.5^{\triangle}$/D	
TNO立体视	无	
Titmus立体视	无	
OPTEC3500远距立体视	无	
Worth 4点灯	远距：3点	近距：3点

【辅助检查】

九方位照相，见图4-1。

【诊断】

（1）部分调节性内斜视。

（2）双眼屈光不正。

【治疗及随访】

（1）告知家属疾病特点及预后，征得患者手术知情同意。

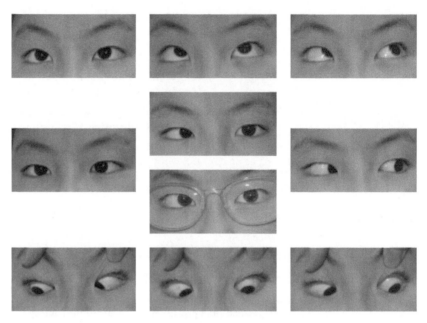

图 4-1　患者九方位照相

（2）在全身麻醉下行"双眼内直肌调整缝线后退术"，术中将双眼内直肌调整缝线后退3.5 mm，手术顺利。术后第1天眼位照相见图4-2。

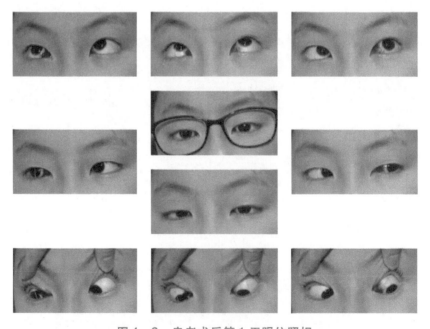

图 4-2　患者术后第1天眼位照相

（3）术后1个月随访嘱戴原镜，3个月后复查。检查结果见表4-2。

表4-2　术后3个月眼科检查

检查项目	检查结果	
裸眼视力	右眼0.5	左眼0.6
检影	右眼+4.50/-1.00×5=0.9	左眼+3.50/-1.00×175=0.9
角膜映光	SC：REF=LEF +10°	CC：正位
同视机主观斜视角	SC：REF=LEF +8°	CC：REF=LEF +2°
同视机客观斜视角	SC：REF=LEF +10°	CC：REF=LEF +5°
同视机融合范围	（3°融合画片，融合点+2°）分开：-4°；集合：+5°	
TNO立体视	无	
Titmus立体视	800″	
OPTEC3500远距立体视	>480″	
Worth 4点灯	远距：4点	近距：4点

病例分析

【病例特点】

（1）男性，8岁，双眼交替性向内偏斜6年余。

（2）中度远视性屈光不正。

（3）戴镜后内斜视角度减轻；远近内斜角度基本一致。

（4）双眼各方向眼球运动均到位。

【诊断思路】

患者男性，2岁左右出现双眼交替向内偏斜，屈光状态为中度远视性屈光不正，戴远视屈光矫正眼镜后内斜角度减少但仍然残留部分内斜。根据以上情况诊断"部分调节性内斜视、双眼屈

笔记

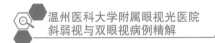

光不正"明确。

【鉴别诊断】

部分调节性内斜视鉴别诊断。

（1）屈光调节性内斜视：后天发病，常发生于 2～3 岁，斜视角度不稳定，充分麻痹睫状肌或者完全矫正远视性屈光不正后，内斜视消失。多伴中度远视，AC/A 正常。部分调节性内斜视即使远视屈光不正矫正后的眼位仍残留一部分内斜视，可鉴别。

（2）非屈光调节性内斜视（高 AC/A）：临床上较少见，主要表现为视近时内斜视明显大于视远，发病机制为调节与调节性集合之间的比例失调。特点为充分睫状肌麻痹后或远视性屈光不正矫正后视远位正，视近内斜视无改善，加用近附加镜片（+3.00 D）后，视近内斜视才减轻或者消失。AC/A 值升高可鉴别非屈光调节性内斜视和部分调节性内斜视。

（3）非调节性内斜视：没有明显调节因素，不能通过矫正屈光不正来改善斜视度数。通过充分睫状肌麻痹后或远视性屈光不正矫正后的眼位改善与否来鉴别部分调节性内斜视和非调节性内斜视。

【治疗思路】

（1）门诊首诊内斜视的患者，充分睫状肌麻痹（阿托品）验光后，予以远视屈光全矫戴镜。如果存在弱视，积极治疗弱视。

（2）远视性屈光不正矫正后，内斜角度不稳定或增大的，建议再次睫状肌麻痹后复验调整眼镜处方以达到最佳的眼位调整效果。

（3）戴镜观察眼位 3～6 个月，对于远视性屈光不正矫正后剩余的斜视量需要通过斜视矫正手术处理。

（4）术后积极观察眼位、屈光度数变化，促进双眼视功能恢复。

【疾病介绍】

部分调节性内斜视为屈光性调节性内斜视和非调节性内斜视并存的共同性内斜视，患者戴远视全矫眼镜后内斜视量减少，但仍残留 $+10^\triangle$ 以上的内斜视。

部分调节性内斜视的主要特征为：合并轻度或者中度远视，充分睫状肌麻痹后或戴屈光全矫眼镜后内斜视角度减小，但不能完全消除。常伴有单眼弱视或者异常视网膜对应情况，个别人伴随垂直斜视。

有些内斜视患者在最初戴远视矫正眼镜后内斜视消失，戴镜过程中非调节部分增加，戴镜后仍然残存显性内斜视，建议重复睫状肌麻痹下屈光检查，若发现屈光度数有变化，原处方眼镜远视欠矫，调整眼镜处方后内斜角度改善，有利于恢复粗略的双眼视功能。部分调节性内斜视患者长期戴屈光全矫眼镜，调节处于松弛状态，加上双眼视功能低下，容易出现远近斜视度不一致，或视远外隐斜视、外显斜视的情况，这时需要及时调整眼镜处方。至于手术治疗时机，一般建议戴屈光全矫眼镜观察 3～6 个月以上，戴镜内斜角度 > $+15^\triangle$，且眼位基本稳定才考虑手术。对部分调节性内斜视的手术量设计存在一定争议，目前有两类观点：①传统的标准手术，按照非调节的成分设计手术量，以达到戴镜时正位的目的，术后眼位欠矫概率高；②扩大手术量的方案，根据戴镜和不戴镜斜视量的平均值来进行手术设计，术后欠矫率降低，但是远期可能部分患者发展为连续性外斜视。当斜视矫正手术后出现过矫或者欠矫时，可以适当增加或者减少眼镜度数，达到补偿一部分手术量的效果。儿童内斜视的治疗是一个长期的问题，术后仍需要定期随访观察视力和眼位。

余焕云主任点评　温州医科大学附属眼视光医院

　　该患者约 2 岁左右发病，屈光度检查为中高度远视，配戴全矫的屈光矫正眼镜以后内斜视的斜视度明显减少，但是没有完全矫正回来，还残余 30$^{\triangle}$ 左右的内斜视，因此部分调节性内斜视的诊断可以确诊。该类型斜视在临床上较为常见，治疗时首先需要做睫状肌麻痹验光，在散瞳的状态下就可以直接配戴全矫处方眼镜，有弱视患者先要治疗弱视，直到单眼恒定性斜视转变为双眼交替注视为止。戴镜观察 3～6 个月以后眼位不能完全矫正者应考虑通过手术矫正非调节部分斜视，即使是斜视矫正术后也还得继续配戴眼镜。对于该类型内斜视手术量的设计目前还存在一定的争议，部分学者认为做传统的标准手术，完全按照非调节部分来设计手术，还有一些学者提出另外一种扩大手术量的方案，在标准手术量的基础上增加一定的手术量，认为远期能达到更好的效果。我们目前的方法就是在标准手术的基础上来设计，但是在术前我们会给患者的屈光度降低一定度数，只要达到最佳矫正视力即可，不在配戴全矫眼镜基础上设计手术，以免术后出现过矫或者无法给患者降低眼镜的远视度数的情况。另外，本类型斜视患者需要长期随访，定期观察眼位、屈光度及双眼视的变化情况。本例患者在术后 3 个月后戴镜基本正位，裸眼时呈内隐斜状态，worth4 点远近均为 4 点，建立了一定程度的融合功能，远期有希望恢复一定程度的双眼视功能。

参考文献

1. 胡聪. 斜视诊断详解. 北京：人民卫生出版社，2013.

2. 赵晨. 眼科临床指南解读——内斜视和外斜视. 北京：人民卫生出版社，2018.

3. ROWE F J, NOONAN C P. Botulin toxin for the treatment of strabismus. Cochrane Database Syst Rev, 2017, (3): CD006499.

4. ARNOLDI K. Long-term surgical outcome of partially accommodative esotropia. Am Orthopt J, 2002, 52: 75 – 84.

5. KUSHNER B J. Partly accommodative esotropia. Should You Overcorrect and Cut the Plus? Arch Ophthalmol, 1995, 113(12): 1530 – 1534.

6. BIRCH E E, FAWCETT S L, MORALE S E, et al. Risk factors for accommodative esotropia among hypermetropic children. Invest Ophthalmol Vis Sci. 2005, 46(2): 526 – 529.

（陈园园　整理）

笔记

病例 5
急性共同性内斜视

病历摘要

【基本信息】

患者，男性，14岁。

主诉：双眼视物重影伴双眼交替向内偏斜半年。

现病史：患者无明显诱因下出现双眼视物重影，伴双眼交替向内偏斜，无歪头视物，无眼红、眼痛等眼部不适，曾来我院就诊，门诊行验光及斜视相关检查后诊断为"急性共同性内斜视，双眼屈光不正"，建议手术治疗。半年来上述症状无明显加重或减轻，现患者自觉斜视影响外观，遂来我院门诊，拟"急性共同性内斜视"收入院，拟手术治疗。

【眼科检查】

眼科检查，见表5-1。

表5-1　眼科检查

检查项目	检查结果	
裸眼视力	右眼0.1	左眼0.1
主觉验光	右眼 -5.50 = 1.0	左眼 -5.75/ -0.50×85 = 1.0
角膜映光	+20°（SC = CC）	
三棱镜+交替遮盖		

	REF	LEF
SC	+45$^{\triangle}$ @ N&D	+45$^{\triangle}$ @ N&D
CC	+45$^{\triangle}$ @ N&D	+45$^{\triangle}$ @ N&D

眼球运动	双眼各方向眼球转动可	
同视机主观斜视角	单眼抑制	
同视机客观斜视角	正前：+18°；上转：+20°；下转：+20°	
同视机融合范围	单眼抑制	
TNO 立体视	无	
Titmus 立体视	无	
OPTEC3500 远距立体视	无	
Worth 4 点灯	远距：3 点	近距：2 点

【辅助检查】

（1）术前眼位照相（图5-1）。

（2）术前眼底照相（图5-2）：双眼未见明显旋性改变。

（3）术前头颅 CT：颅脑 CT 平扫未见明显异常。附及：双侧蝶窦炎症。

【诊断】

（1）急性共同性内斜视。

（2）双眼屈光不正。

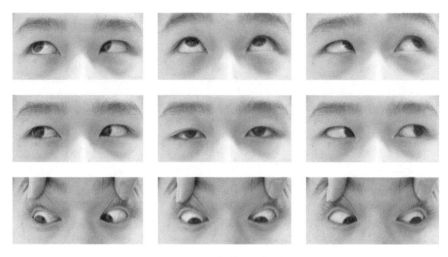

图 5-1　术前眼位照相

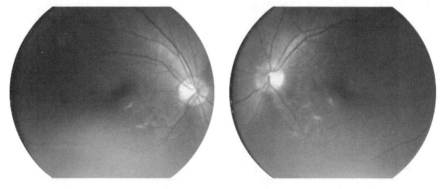

图 5-2　术前眼底照相

【治疗及随访】

（1）告知患者疾病特点及预后。

（2）建议患者行"左眼内直肌调整缝线后退术 + 左眼外直肌缩短术"。

（3）术中根据三棱镜 + 交替遮盖结果：+45$^{\triangle}$@ N&D；设计手术方案：左眼内直肌后退 4.5 mm，左眼外直肌缩短 5.5 mm。

（4）术后复查眼科检查结果如表 5-2、图 5-3 所示。

表 5-2　术后第 1 天、1 周和 1 个月眼科检查

检查项目	检查结果		
	术后第 1 天	术后 1 周	术后 1 个月
角膜映光	正位	正位	正位
三棱镜 + 交替遮盖	远距：正位；近距：正位	远距：正位；近距：正位	远距：正位；近距：正位
眼球运动	双眼各方向眼球转动可	双眼各方向眼球转动可	双眼各方向眼球转动可
同视机主观斜视角	未查	+6°	+4°
同视机客观斜视角	未查	+4°	+3°
TNO 立体视	未查	>480″	120″
Titmus 立体视	未查	800″	40″
OPTEC3500 远距立体视	未查	400″	100″
Worth 4 点灯	未查	远距：4 点；近距：4 点	远距：2 点；近距：2 点

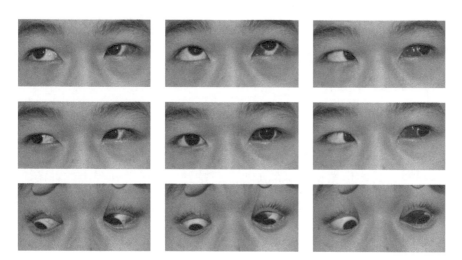

图 5-3　术后第 1 天眼位照相

病例分析

【病例特点】

（1）青年男性，发现双眼视物重影伴双眼交替向内偏斜半年。

（2）专科检查。HT：+20°@ N&D；CT：双眼由内转至正@ N&D；EOMS：SAFE；三棱镜 + 交替遮盖（CC）：REF = LEF +45$^{\triangle}$@ 33 cm， +45$^{\triangle}$@ 5 m，上转25°：+45$^{\triangle}$；下转25°：+45$^{\triangle}$。

（3）特殊检查。同视机检查。主觉：单眼抑制；他觉：正前 +18°，上转 +20°，下转 +20°；Worth 4 点：2 点@ N & 3 点@ D；代偿头位：无；Bielschowsky 歪头试验：双侧（ - ）；眼底照相：双眼未见明显旋性改变；头颅 CT（2019 年 7 月 4 日温州医科大学附属第二医院）：颅脑 CT 平扫未见明显异常。附及：双侧蝶窦炎症。

【鉴别诊断】

（1）外展神经麻痹：看远看近都有复视。当向两侧麻痹肌作用方向转动时，复像间距变大，并有外展受限。

（2）调节痉挛合并近反射痉挛：两眼可因调节过强而突然呈过度集合状态，可有明显内斜视，伴有瞳孔缩小和远视力减退，呈急速发展的近视状态。

【治疗思路】

（1）术前已完善头颅 CT 或 MRI 等影像学检查来辅助诊断。

（2）对于棱镜量较小的患者，可配戴三棱镜或注射肉毒杆菌素治疗。

（3）对于棱镜量较大的患者，需要行手术治疗。

（4）传统手术方式是通过交替遮盖试验获得手术量，国外常用棱镜适应试验获得手术量。

【疾病介绍】

急性共同性内斜视（acute acquired comitant esotropia，AACE）是一组较常见的急性发生的共同性内斜视，多见于大龄儿童及成人。近年来，发病率有不断升高的趋势。它急性发病，以复视为主要表现，多为水平同侧性复视，各方向的复视像距离基本相等。斜视表现不明显，视远斜视度多大于视近，眼球运动多正常。多有正常视网膜对应，术后双眼视功能恢复良好。若是单眼固视综合征（小角度斜视）失代偿者，术后双眼视差。

AACE 在传统分型上分为 3 型：Swan 型、Burian-Franceschetti 型和 Bielschowsky 型。Ⅰ型（Swan 型）：Swan 首先报道，单眼遮盖、眼外伤、眼病导致视力下降，致急性发生内斜视，多见于儿童和青少年。与融合机能破坏有关：既往通常有内隐斜，由于融合控制未表现斜视。当融合功能破坏后，内隐斜失控而显斜出现复视。Burian 发现在未屈光矫正的远视患者单眼遮盖后，尤其是高 AC/A 者，易发生Ⅰ型 AACE。Ⅰ型多需斜视手术矫正。Ⅱ型（Burian-Franceschetti 型）：急性发生的大角度共同性内斜视，伴轻度远视，但矫正远视对斜视度无影响，神经系统正常。Ⅱ型 AACE 患者可发生在同胞和单卵双胞胎中，提示可能与遗传有关。发病时多伴有生理和心理压力。患者有好的双眼视功能基础，治疗效果较好。Ⅲ型（Bielschowsky 型）：发生于伴中度近视的成人，初起视远时有同侧复视、视近可融合，渐发展至远近均有复视。发病与其近视和过度近距离用眼有重要关系：近视未矫正者，过于近距视物使辐辏过度，致集合与分开失衡，外展融合力不足以克服辐辏张力而引起内斜视。有报道过度使用智能手机后发生增多，减少使用后缓解。此型 AACE 多无神经系统异常，多需手术治疗，而且需与调节性痉挛鉴别。

AACE 可合并神经系统疾病如脑积水、小脑畸形、脑肿瘤、丘脑疾病、重症肌无力、癫痫等，需排除神经系统疾病。AACE 也可能为这些神经系统疾病的首发甚至唯一临床表现，建议诊断时需先排除神经系统疾病。Ⅱ型及Ⅲ型 AACE 与神经系统疾病患者相关性较Ⅰ型小。Simon 报道的 10 例患者中 1 例合并神经系统异常。而且并非所有患者均在发病时发现神经系统异常：既往有报道在 AACE 发病 28 个月后发现了颅内肿瘤。术前无双眼视功能潜能或术后无融合功能者需警惕。

　　AACE 的治疗：①矫正屈光不正：远视需要充足矫正，是后续治疗的基础，部分儿童患者能完全矫正。②三棱镜：小角度者可考虑影响视力、周边视野畸形、色散现象。③肉毒杆菌毒素注射：文献报道早期过矫，长期效果好。④手术矫正：长期效果好，但要注意复发倾向和斜视度的测量，手术需充足矫正，而且需要注意术后的双眼视平衡，减少复发趋势。

余新平主任点评　中山大学中山眼科中心

　　急性共同性内斜视在以下 4 个方面需要关注。①临床诊断方面，首先要排除神经系统疾病。②术前准备方面，首先要进行完全的屈光矫正，并进行详细的斜视检查，才能选择合理的手术方案，同时要关注用眼状态。③手术治疗方面，术后需要达到复视与斜视均消除，术中可预留调整缝线，术后定期随访。④术后随诊方面，要进行详细的双眼视评估与随诊，包括双眼聚散平衡、视功能训练和用眼指导。

参考文献

1. LEE J M, KIM S H, LEE J I, et al. Acute comitant esotropia in a child with a cerebellar tumor. Korean J Ophthalmol, 2009, 23(3): 228 – 231.

2. HENTSCHEL S J, YEN K G, LANG F F. Chiari I malformation and acute acquired

comitant esotropia: case report and review of the literature. J Neurosurg, 2005, 102 (4 Suppl): 407 – 412.

3. WEEKS C L, HAMED L M. Treatment of acute comitant esotropia in Chiari I malformation. Ophthalmology, 1999, 106(12): 2368 – 2371.

4. KEMMANU V, HEGDE K, SEETHARAM R, et al. Varied aetiology of acute acquired comitant esotropia: A case series. Oman J Ophthalmol, 2012, 5(2): 103 – 105.

5. CRUYSBERG J R, DRAAIJER R W, SELLAR P W. When is acute onset concomitant esotropia a sign of serious neurological disease? Br J Ophthalmol, 1996, 80(4): 380.

6. LEGMANN S A, BORCHERT M. Etiology and prognosis of acute, late-onset esotropia. Ophthalmology, 1997, 104(8): 1348 – 1352.

7. AHMED S, YOUNG J D. Late onset esotropia in monozygous twins. Br J Ophthalmol, 1993, 77(3): 189 – 191.

8. HUSSAINDEEN J R, MANI R, AGARKAR S, et al. Acute adult onset comitant esotropia associated with accommodative spasm. Optom Vis Sci, 2014, 91(4 Suppl 1): S46 – S51.

9. LEE H S, PARK S W, HEO H. Acute acquired comitant esotropia related to excessive Smartphone use. BMC Ophthalmol, 2016, 16: 37.

10. LYONS C J, TIFFIN P A, OYSTRECK D. Acute acquired comitant esotropia: a prospective study. Eye (Lond), 1999, 13(Pt 5): 617 – 620.

11. SPIERER A. Acute concomitant esotropia of adulthood. Ophthalmology, 2003, 110 (5): 1053 – 1056.

12. HOYT C S, GOOD W V. Acute onset concomitant esotropia: when is it a sign of serious neurological disease? Br J Ophthalmol, 1995, 79(5): 498 – 501.

13. BURKE J P, FIRTH A Y. Temporary prism treatment of acute esotropia precipitated by fusion disruption. Br J Ophthalmol, 1995, 79(8): 787.

14. DAWSON E L, MARSHMAN W E, ADAMS G G. The role of botulinum toxin A in acute-onset esotropia. Ophthalmology, 1999, 106(9): 1727 – 1730.

（戴志岳　整理）

笔记

病例 6
急性共同性内斜视
肉毒毒素治疗

病历摘要

【基本信息】

患者，男性，8 岁。

主诉：突发双眼视物重影 9 个月。

现病史：9 个月前在家全天近距离（20 cm）看手机后突发双眼视物重影，伴双眼交替向内偏斜，无视力下降，无眼球转动受限，初时时好时坏，后程度逐渐加重，遂于我院就诊，诊断为"急性共同性内斜视"，予以阿托品散瞳验光配镜治疗后随访，内斜无明显改善，查颅脑 CT 未显示异常。患者于 1 周前复查，发现斜视角无明显改善，建议行双眼肉毒毒素内直肌注射治疗。

【眼科检查】

眼科检查，见表6-1、图6-1和图6-2。

表6-1　眼科检查

检查项目	检查结果	
裸眼视力	右眼0.9	左眼0.9
主觉验光	右眼+1.25=0.9	左眼+1.25=0.9
近视力（CC）	右眼0.6	左眼0.8
角膜映光	+15°	
三棱镜+交替遮盖	远距：+45$^\triangle$	近距30 cm：+45$^\triangle$
眼球运动	双眼各方向转动到位	
调节灵活度（0.6视标）	0 cpm，+2.00 D不能通过	
TNO立体视	无	
Titmus立体视	无	
OPTEC3500远距立体视	无	
Worth 4点灯	远距：3点	近距：3点

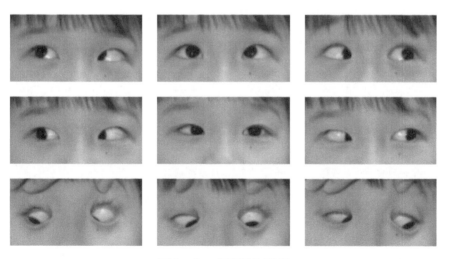

图6-1　术前眼位照相

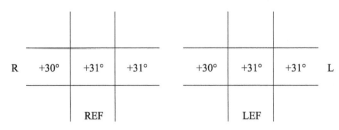

图 6-2　术前同视机检查

【诊断】

（1）急性共同性内斜视。

（2）双眼屈光不正。

【治疗和随访】

患者于全身麻醉下行"双眼内直肌肉毒毒素注射 5 U"。操作过程：显微镜下于鼻下方穹窿部剪开球结膜 1～2 mm，将内直肌止端暴露于显微镜视野下，经斜视钩将内直肌轻微提起，肌肉走行方向呈 15°夹角进针将 A 型肉毒毒素（botulinum toxin type A，BTXA）注入肌止端后 6 mm 肌腹或肌鞘内。术后嘱戴镜，减少近距用眼。

术后复查眼科检查结果如表 6-2～表 6-4、图 6-3～图 6-5所示。

表 6-2　术后 1 周复查结果

检查项目	检查结果	
角膜映光	正位	
三棱镜 + 交替遮盖	远距：+2$^\triangle$	近距 30 cm：+2$^\triangle$
眼球运动	双眼各方向转动可	
三棱镜发散范围	−2$^\triangle$@D；−4$^\triangle$@N	
调节灵敏度（0.6 视标）	0 cpm，+2.00 D 不能通过	
TNO 立体视	无	
Titmus 立体视	无	
OPTEC3500 远距立体视	无	
同视机主观斜视角	+10°	
同视机客观斜视角	+9°	
Worth 4 点灯	远距：3 点	近距：3 点

表 6-3   术后 1 个月复查结果

检查项目	检查结果	
角膜映光	正位	
三棱镜 + 交替遮盖	远距：$0^{\triangle}$	近距 30 cm：$0^{\triangle}$
眼球运动	双眼各方向转动到位	
发散幅度	$-4^{\triangle}@D$；$-6^{\triangle}@N$	
调节反应（0.6 视标）	+2.00 D 稍困难，-2.00 D 可	
TNO 立体视	60″	
Titmus 立体视	50″	
OPTEC3500 远距立体视	无	
同视机主观斜视角	+10°	
同视机客观斜视角	+9°	
Worth 4 点灯	远距：4 点	近距：4 点
医嘱	发散功能训练（红绿固定矢量图）	

表 6-4   术后 5 个月复查结果

检查项目	检查结果	
角膜映光	正位	
三棱镜 + 交替遮盖	远距：$0^{\triangle}$	近距 30 cm：$0^{\triangle}$
眼球运动	双眼各方向转动到位	
发散范围	$-6^{\triangle}@D$；$-6^{\triangle}@N$	
调节反应（0.6 视标）	8 cpm	
TNO 立体视	60″	
Titmus 立体视	50″	
OPTEC3500 远距立体视	30″	
同视机主观斜视角	+8°	
同视机客观斜视角	+8°	
Worth 4 点灯	远距：4 点	近距：4 点

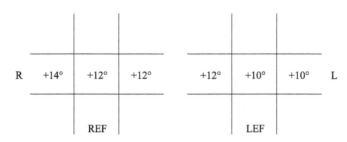

R	+14°	+12°	+12°		+12°	+10°	+10°	L

REF   LEF

图6-3　术后1个月同视机检查

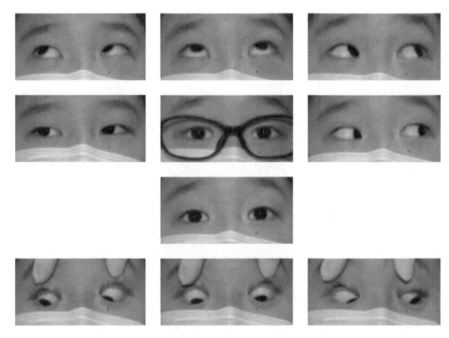

图6-4　术后5个月眼位照相

R	+10°	+9°	+9°		+8°	+8°	+5°	L

REF   LEF

图6-5　术后5个月同视机检查

笔记

病例分析

【病例特点】

（1）患者，男性，8岁。9个月前疑因全天超近距离用眼诱发内斜视、复视。

（2）阿托品散瞳验光配镜后内斜视无改善。

（3）同视机检查显示共同性。

（4）无双眼视。

【诊断思路】

患者为8岁儿童，急性发生内斜视，首先考虑"急性共同性内斜视"可能，应鉴别"展神经麻痹""重症肌无力"等突发内斜视。对于"急性共同性内斜视"应考虑分型，患者不是遮盖或单眼视力下降的低龄儿童，不属于Ⅰ型；患者存在低度远视和过度近距离长时间看手机病史，可能属于Ⅱ型（典型特征轻度远视＋大内斜）。

【鉴别诊断】

（1）展神经麻痹：病因多为外伤、脑血管异常、颅内肿瘤等，表现为麻痹性内斜视特征。

（2）眼型重症肌无力：一般合并上睑下垂。有晨轻暮重现象，眼外肌多为上转麻痹和内转麻痹。

（3）调节性内斜视：患者远视度较高，戴镜后内斜视明显改善，是调节性集合引发的内斜视。

（4）非屈光调节性内斜视（高 AC/A）：戴镜斜视明显改善，看远正位，看近斜视度大于看远。

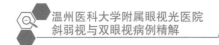

【治疗思路】

患者三棱镜加交替遮盖检查斜视度为 $+35^\triangle \sim 45^\triangle$，故使用三棱镜矫正或发散功能训练等显然不合适。可选择"斜视手术治疗"或"双眼内直肌肉毒毒素治疗"。患者 9 个月前始发急性共同性内斜视，可能存在部分远视调节因素，已配镜随访。患者斜视量有不稳定性，家长对手术存在顾虑，充分告知患者家属手术和肉毒毒素治疗的优缺点后，患者家长选择先行肉毒毒素注射治疗。根据患者斜视量，设计为"双眼内直肌止端后 6 mm 肌腹内肉毒毒素注射 5 U"。

【疾病介绍】

急性共同性内斜视（acute acquired concomitant esotropia，AACE）是一种后天发生的共同性内斜视，具有突发复视、很少调节因素、潜在双眼视功能等特征。多发生于大龄儿童或成人，常以复视为主要症状且长期难以克服，对患者生活、工作产生较大困扰。

近些年来，AACE 的发生数量明显增加。2019 年温州医科大学附属眼视光医院行斜视手术 2290 例，其中 AACE 手术 156 例，占比 6.81%。研究发现 AACE 诱因主要有未屈光矫正的近视眼；过度长时间近距离用眼；身心疲劳等。患病人群多为大龄儿童和年轻人。临床特征上表现：①看远斜视角检查较看近大或相近。②看远复视较看近明显。③斜视（复视）现象不稳定，休息后缓解，近距用眼后加重。部分患者生活方式改变后斜视角减少，但难以完全恢复。④调节功能可有异常，但不显著。国内外对于 AACE 发病机制的探讨，莫衷一是。目前比较肯定的是 AACE 患者内直肌存在肌张力增强。基于以上认识，目前的治疗方法：①全天戴镜和

笔记

生活用眼方式改变以期自然恢复。②双眼视发散功能训练、调节放松训练。③肉毒毒素（BTXA）内直肌注射。④配戴三棱镜。⑤手术治疗。

肉毒杆菌毒素的作用机制是神经骨骼肌接头处化学去神经作用，阻断乙酰胆碱释放。Scott 于 1972 年开始试验研究。1977 年开展临床试验。1989 年美国 FDA 批准 BTXA 应用于斜视和眼睑痉挛。国内由同仁医院吴晓于 1991 年最早进行肉毒素斜视相关研究。目前 BTXA 已用于急性共同性内斜视、展神经麻痹早期、甲状腺相关眼病早期、先天性内斜视、间歇性外斜视治疗。

传统注射方法是在肌电图引导下，于肌止端后 25 mm 左右（神经骨骼肌接头附近）注射。缺点是靠近肌锥，容易麻痹相邻眼外肌；操作难度大，容易误伤；需要仪器支持。经简化的 BTXA 注射方式目前验证有效且安全性更高，主要有 3 种方式：①做结膜 1~2 mm 切口后，勾住内直肌，1 mL 注射器针头沿肌腹穿行，BTXA 注射于肌止端后 6~15 mm。②做结膜微小切口，暴露直肌，BTXA 注射于肌腹内。③无结膜切口，有齿镊抓提内直肌使暴露隆起，将 BTXA 注入肌止端后 6 mm 肌腹或肌鞘内。

BTXA 治疗 AACE，起效较快（1~3 天起效），费用低，损伤小，效果可靠，药效消失后（3~6 个月）能维持正位。但存在药物量效关系不明，可能出现不良反应（上睑下垂、过矫）等。不良反应将在药物代谢过程中逐渐消除，常需 1~3 个月。对于部分 BTXA 注射后少量欠矫但仍能保持双眼单视的患者，予以发散功能训练，对维持双眼视、改善双眼视功能有一定作用。

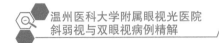

张芳主任点评　温州医科大学附属眼视光医院

急性共同性内斜视首先应去除病因（例如近视眼看近处视物不戴镜；长时间近距离用眼等）。斜视度较小的内斜视可以配戴棱镜以消除复视。棱镜存在缺点：影响视力、周边视野畸形、色散现象、三棱镜度渐欠矫等。40$^\triangle$ 以内的 AACE 可以考虑肉毒毒素注射治疗，通常使用 2.5～5 单位 BTXA 注射双眼内直肌。文献报道若早期过矫，则长期效果较好。大角度的 AACE，待稳定 3～6 个月，选择手术治疗，手术量的设计需比其他类型无双眼单视的内斜视大些。较理想术后早期眼位为交替遮盖看近外到正微动，看远交替遮盖不动。术后可恢复双眼视功能。为进一步巩固治疗效果，防止复发，需综合治疗：①全天戴镜。②发散及调节功能检查及训练。③减少近距用眼。④局部应用放松调节的眼药水和人工泪液辅助。

参考文献

1. BURIAN H M, MILLER J E. Comitant convergent strabismus with acute onset. American Journal of Ophthalmology, 1958, 45(4 Pt 2)：55 – 64.

2. HOYT C S, GOOD W V. Acute onset concomitant esotropia：when is it a sign of serious neurological disease? Br J Ophthalmol, 1995, 79(5)：498 – 501.

3. 温晏，万鲁芹，万晓梅，等. 眼表微创法注射 A 型肉毒毒素治疗斜视. 眼科新进展，2012，4：379 – 381.

4. KAO L Y, CHAO A N. Subtenon injection of botulinum toxin for treatment of traumatic sixth nerve palsy. J Pediatr Ophthalmol Strabismus, 2003, 40 (1)：27 – 30.

5. MCNEER K W, TUCKER M G, SPENCER R F. Management of essential infantile esotropia with botulinum toxin A: review and recommendations. Journal of Pediatric Ophthalmology & Strabismus, 2000, 37(2): 63.

6. CAMPOS E C, SCHIAVI C, BELLUSCI C. Critical age of botulinum toxin treatment in essential infantile esotropia. Journal of Pediatric Ophthalmology & Strabismus, 1999, 37(6): 328 – 332.

7. DAWSON E L M, MARSHMAN W E, ADAMS G G W. The role of botulinum toxin a in acute-onset esotropia. 1999, 106(9): 0 – 1730.

8. CAI C, DAI H, SHEN Y. Clinical characteristics and surgical outcomes of acute acquired Comitant Esotropia. BMC Ophthalmology, 2019, 19(1).

9. LANG L J, ZHU Y, LI Z G, et al. Comparison of botulinum toxin with surgery for the treatment of acute acquired comitant esotropia and its clinical characteristics. Scientific Reports, 2019, 9(1): 1 – 6.

10. MEHTA A, GREENSHER J E, DAHL G J, et al. Acute onset esotropia from excessive smartphone use in a teenager. J Pediatr Ophthalmol Strabismus, 2018, 55: e42 – e44.

11. LEE H S, PARK S W, HEO H. Acute acquired comitant esotropia related to excessive smartphone use. BMC Ophthalmol, 2016, 16: 37.

12. SAVINO G, COLUCCI D, REBECCHI M T, et al. Acute onset concomitant esotropia: sensorial evaluation, prism adaptation test, and surgery planning. J Pediatr Ophthalmol Strabismus, 2005, 53(6): 342 – 348.

13. DAWSON E L, MARSHMAN W E, ADAMS G G. The role of botulinum toxin A in acute-onset esotropia. Ophthalmology, 2019, 106, 1727 – 1730.

（李以跑　整理）

59

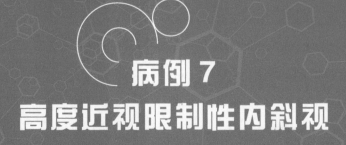

病例 7
高度近视眼制性内斜视

 病历摘要

【基本信息】

患者，女性，51 岁。

主诉：左眼向内偏斜 8 年。

现病史：8 年前无明显诱因下出现左眼向内偏斜，呈持续性，伴视物模糊，无歪头视物，无视物重影，无眼红、眼痛等眼部不适，未予重视。8 年来左眼向内偏斜程度及视物模糊症状逐渐加重，现患者自觉斜视影响外观，遂来我院门诊。

【眼科检查】

眼科检查，见表 7-1。

表 7 - 1   眼科检查

检查项目	检查结果	
裸眼视力	右眼 0.04	左眼 LP
检影	右眼 - 16.50/ - 2.00 × 85 = 0.15	左眼 LP
角膜映光	SC： > +45°（右眼注视）	
Krimsky 法	> +80$^{\triangle}$	
眼球运动	右眼外转 - 1，左眼外转不达中线，内上转、外上转均明显受限	
医嘱	预约手术	

【辅助检查】

（1）眼位照相，见图 7 - 1。

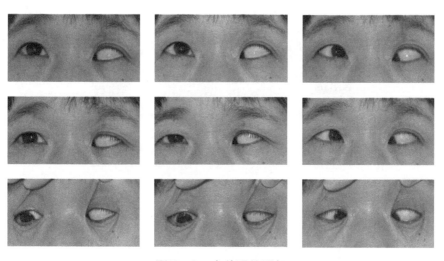

图 7 - 1   术前眼位照相

（2）眼部 B 超，见图 7 - 2。

（3）眼眶 CT，见图 7 - 3、图 7 - 4。

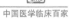
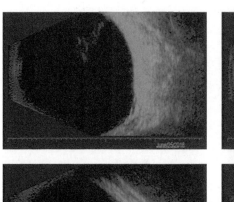
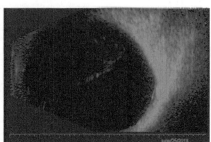
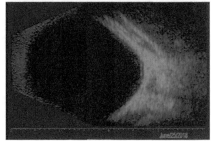
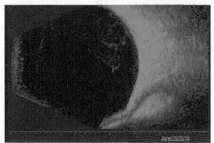

图 7－2　眼部 B 超

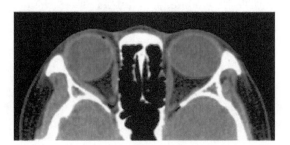

图 7－3　眼眶 CT 水平位

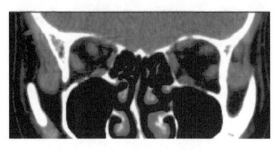

图 7－4　眼眶 CT 冠状位

【诊断】

（1）左眼高度近视限制性内斜视。

（2）双眼高度近视。

【治疗】

手术治疗。手术方式为"左眼内直肌调整缝线后退并上直肌、外直肌联结术"，术中左眼向左侧被动牵拉有明显阻力。将左眼内直肌调整缝线后退约 11 mm，于外直肌止端中央向后对半劈开，并对向后分离 12 mm 处上半侧外直肌置缝线打结。于上直肌止端中央向后对半劈开，并对向后分离 12 mm 处颞半侧上直肌置缝线打结。连结上直肌与外直肌缝线使两肌联结，将眼球推回肌锥内。

【随访】

（1）术后第 1 天眼位照相如图 7 - 5 所示，术后 1 个月眼位照相，见图 7 - 6。

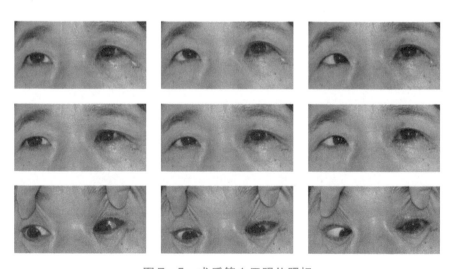

图 7 - 5　术后第 1 天眼位照相

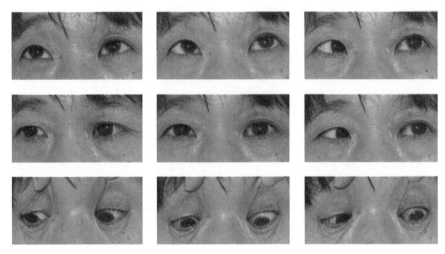

图 7－6　术后 1 个月眼位照相

（2）术后 1 个月眼科检查结果，见表 7－2。术后 1 个月 IOL MASTER。眼轴：右眼 29.54 mm，左眼 30.10 mm；角膜曲率：右眼 41.24/43.49 D；左眼 41.45/43.12 D。

表 7－2　术后 1 个月眼科检查

检查项目	检查结果		
裸眼视力	右眼 0.04	左眼 0.04	
检影	右眼 $-16.50/-2.00 \times 85 =$ 0.15	左眼 $-18.50/-1.50 \times 25 =$ 0.15	
角膜映光	SC 正位		
三棱镜＋交替遮盖		REF	LEF
	SC	$+2^{\triangle} @$ N $+2^{\triangle} @$ D	$+2^{\triangle} @$ N $+2^{\triangle} @$ D
	CC	$+2^{\triangle} @$ N $+2^{\triangle} @$ D	$+2^{\triangle} @$ N $+2^{\triangle} @$ D
眼球运动	双眼外转 -1		
医嘱	随访		

笔记

📱 病例分析

【病例特点】

（1）患者，51岁，双眼高度近视。

（2）斜视专科检查：角膜映光法＞＋45°（左眼），眼球运动：右眼外转－1，左眼外转不达中线，内上转、外上转均明显受限。

（3）辅助检查。眼部B超提示双眼后巩膜葡萄肿；眼眶CT水平位：双眼眼球扩大、左眼颞上方疝出，明显内斜，内、外直肌不能在同一水平平面显示；眼眶CT冠状位：左眼外直肌向下移位，上直肌向鼻侧移位。

【诊断思路】

患者左眼向内偏斜8年，双眼呈高度近视，右眼外转－1，左眼外转不达中线，内上转、外上转均明显受限，以及辅助检查结果。"左眼高度近视限制性内斜视，双眼高度近视"基本明确。

【鉴别诊断】

（1）外展神经麻痹：眼球外转受限，故需鉴别，该病内斜视突然发生，有明显复视，外转受限，但牵拉试验阴性。

（2）甲状腺相关性眼病：与甲状腺相关性眼病的限制性内斜视相鉴别：该病进展性内斜，外转受限，牵拉试验阳性，但近视度数一般不高，且眼眶MRI冠状位显示肌腹增粗，无眼球颞上方移位，无外直肌向下移位，无上直肌向鼻侧移位。

【治疗思路】

上直肌向鼻侧、外直肌向下方移位，眼球后部的后葡萄肿脱垂肌锥之外，是高度近视相关性内斜视眼球运动障碍的主要病理生理因素。手术针对患者颞上方最"薄弱"的环节，通过上直肌与外直肌之间联结进行修补，将眼球还纳至肌锥，恢复正常解剖结构，该患者是重度内斜视，手术方式选择"左眼内直肌后退叠加 Yokoyama 术为主"。

【疾病介绍】

高度近视限制性内斜视又称重眼综合征，轴性高度近视继发眼球运动障碍，外转和上转受限，引起斜视，斜视程度进行性加重，晚期多形成内下斜视。

（1）病因

关于高度近视相关性斜视的发病机制有多种不同理论解释。1969 年 Hugonnier 首先提出本病由于内直肌炎症，纤维化导致。Demer 首次使用 MRI 技术进行检查，发现后巩膜葡萄肿膨出部分与眶壁接触，限制了眼球运动。Bagolini 认为外侧眶壁和扩大的眼球导致外展神经长时间的受压，引发外展神经麻痹。孔令媛术中做肌电图检查发现内、外直肌均有自主收缩电位。对眼外肌行病理组织学检查发现肌肉有退行病变。初步分析证实本病不是外直肌麻痹引起，可能与眼外肌的炎性变化或缺血有关。Herzau 术中观察到外直肌路径异常，尽管术前并未经 CT 或 MRI 证实，但他们采用超常量内直肌后徙和外直肌缩短加外直肌止点上移手术取得良好效果，但是眼球运动受限明显。Krzizok 利用 MRI 发现上直肌向鼻侧、外直肌向下方移位，眼球后部的后葡萄肿脱垂肌锥之外，是高度近视相关性内斜视眼球运动障碍的主要病理生理因素。

（2）临床特点

1）双眼严重轴性近视。

2）斜视发病年龄较晚，内斜视和下斜视进行性加重，眼球固定在内下方。

3）眼球运动：患眼外转受限，被动牵拉试验阳性。

4）眼眶 CT：水平位显示眼球扩大，明显内斜，向颞上方疝出，冠状位显示外直肌向下移位，上直肌向鼻侧移位。

（3）治疗

本病治疗的基本原则以手术治疗为主。术前要查眼眶 CT 或者MRI。手术方式：①轻度，标准的后徙切除手术；②重度，内直肌后徙叠加 Yokoyama 术为主。

余焕云主任点评 温州医科大学附属眼视光医院

该患者有典型的高度近视病史伴有长眼轴、巩膜后葡萄肿；左眼缓慢向内偏斜而且呈进行性加重，最后眼球固定在内下方，不能外转和上转；眼眶 CT 显示左眼 pulley 位置出现异常，上直肌向鼻侧、外直肌向下移位。根据上述资料，我们不难得出左眼固定性内斜视的诊断。这类型斜视在十余年前属于难治性斜视，传统的手术方式为内直肌大量的后徙加外直肌超常量缩短同时联合外直肌眶骨膜缝线固定，但是手术效果往往都不理想，固定缝线拆除以后斜视还是会复发，而且对眼球外转和上转没有太多改善。Yokoyama 术式于 2010 年小儿眼科与斜弱视国际高峰论坛（上海）在国内首先演示，随后在国内迅速开展、普及起来，目前已经成为矫正高度近视性内斜视最有效的手术方式。该术式主要是针对患者颞上方最"薄弱"的环节，通过上直肌与外直肌之间联结进行修补、加强，最符合患者眼外肌的生理状况，因此手术效果最为稳定，而且术后眼球运动改善最明显，远期效果也最为持久。值得注意的是患者右眼屈光度也达到 −16.00 D 以上，眼眶 CT 冠状位扫描提示上直肌和外直肌的 pulley 有轻度移位，未来发展成为固定性内斜视的可能性也是较大的，因此在后续随访过程中需要定期做眼眶 CT 检查，重点关注上直肌、外直肌位置的改变，如果右眼也出现内斜的倾向、上直肌向鼻侧及外直肌向外下明显移位，就可以考虑在患者的右眼也做一个 Yokoyama 术式来预防固定性内斜视的发生。

参考文献

1. MURTHY R. Lateral fixation of sclera to the periosteum with medial rectus disinsertion for severe myopic strabismus fixus. Indian Journal of Ophthalmology, 2008, 56(5): 419 – 421.

2. 杨大勇，艾育德. 高度近视性斜视的研究进展. 国际眼科杂志, 2007, 2: 506 – 508.

3. HAYASHI T, IWASHIGE H, MARUO T. Clinical features and surgery for acquired progressive esotropia associated with severe myopia. Acta ophthalmologica Scandinavica, 1999, 77(1): 66 – 71.

4. KRZIZOH T H, KAUFMANN H, TRAUPE H. Elucidation of restrictive motility in high myopia by magnetic resonance imaging. Archives of Ophthalmology, 1997, 115 (8): 1019 – 1027.

5. HERZAU V, IOANNAKIS K. Pathogenesis of eso—and hypotropia in high myopia. Klinische Monatsblatter Fur Augenheilkunde, 1996, 208(1): 33 – 36.

6. TAYLOR R, WHALE K, RAINES M. The heavy eye phenomenon: orthoptic and ophthalmic characteristics. German Journal of Ophthalmology, 1995, 4(4): 252 – 255.

7. 孔令媛，杜兴亚，徐爱真，等. 高度近视合并固定性内斜视的特征及病因分析. 中国斜视与小儿眼科杂志, 1995, 3(2): 64 – 66.

8. BAGOLINI B, TAMBURRELLI C, DICKMANN A, et al. Convergent strabismus fixus in high myopic patients. Documenta Ophthalmologica. Advances in Ophthalmology, 1990, 74(4): 309 – 320.

笔记

9. DEMER J L, VON NOORDEN G K. High myopia as an unusual cause of restrictive motility disturbance. Survey of Ophthalmology, 1989, 33(4): 281 – 284.

10. HUGONNIER R, MAGNARD P. Oculomotor disequilibrium observed in cases of severe myopia. Annales D'oculistique, 1969, 202(7): 713 – 724.

11. YOKOYAMA T, TABUCHI H, ATAKA S, et al. The mechanism of development in progressive esotropia with high myopia. In: de Faber JT, editor. Transactions of the 26th meeting European Strabismological Association. Barcelona: Swets & Zeitlinger, 2000, 218 – 221.

12. 赵堪兴. 斜视弱视学. 北京: 人民卫生出版社, 2011.

13. 胡聪. 斜视诊断详解. 北京: 人民卫生出版社, 2013.

14. 赵晨. 眼科临床指南解读——内斜视和外斜视. 北京: 人民卫生出版社, 2018.

（万明辉　整理）

病例 8
间歇性外斜视术后
视功能重建

病历摘要

【基本信息】

患者，女性，7 岁。

主诉：双眼间歇性向外偏斜 6 年。

现病史：家长诉患者自 1 岁起偶尔出现双眼交替性向外偏斜，注意力集中时基本正常，伴阳光下喜眯一眼视物。无视力下降，无眼红眼痛等不适。近 2 年发现左眼向外偏斜频率明显增加，很难控制正位，外斜幅度也更明显。患者来我院就诊，诊断为"间歇性外斜视"，建议手术矫正眼位。

【眼科检查】

眼科检查，见表 8-1，术前眼位照相见图 8-1。

笔记

表 8 - 1　眼科检查

检查项目	检查结果	
裸眼视力	右眼 1.0	左眼 1.0
融合控制评分	看近 4 分	看远 3 分
角膜映光	- 30°（可控制正位，左眼为主斜眼）	

三棱镜 + 交替遮盖		REF	LEF
	SC	$-60^{\triangle}$ @ N&D	$-60^{\triangle}$ @ N&D
	CC	$-60^{\triangle}$ @ N&D	$-60^{\triangle}$ @ N&D

眼球运动	各方向转动到位	
同视机主观斜视角	- 30°	
同视机客观斜视角	- 32°	
AC/A	$4^{\triangle}$/D	
Worth 4 点灯	远距：4 点	近距：4 点
TNO 立体视	240″	
Titmus 立体视	100″	
OPTEC6500 远距立体视	无	

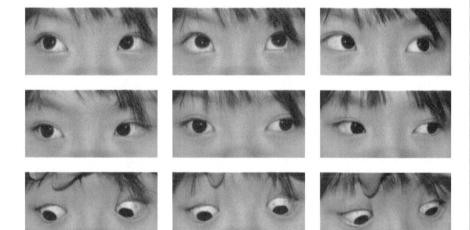

图 8 - 1　术前眼位照相

【诊断】

间歇性外斜视（基本型）。

【治疗】

完善各项常规检查，排除手术禁忌证，全身麻醉下行"双眼外直肌后退术 + 左眼内直肌缩短术"，术中将双眼外直肌后退 5.5 mm，左眼内直肌缩短 6.5 mm，手术顺利。术后第 1 天眼位照相见图 8 - 2。

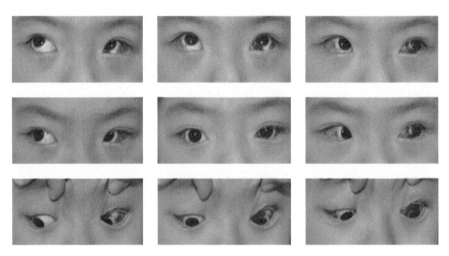

图 8 - 2　术后第 1 天眼位照相

【随访】

相关眼科检查，见表 8 - 2。

患者术后 1 个月，眼位获得满意矫正，并且有相对完善的双眼视功能，但存在较大角度的外隐斜量。对患者进行了全面的双眼视功能检查（表 8 - 2）后发现，患者融像性会聚功能不稳定，容易被破坏而出现复视表现。虽然患者术后有很好的立体视功能，但这仅代表患者眼位正位时的立体视状态，并不能完全代表其眼位的维持能力。若要获得良好的双眼单视清晰区，应满足 Sheard 法则，即正融像性储备量需要大于 2 倍的外隐斜量。该患者外隐斜 10$^\triangle$，其远近储备量至少应该大于 20$^\triangle$。因此需要通过正位视训练扩大其融像范围。

笔记

表 8-2　眼科检查

检查项目	检查结果	
	术后 1 个月	术后 2 个月（训练 1 个月）
裸眼视力	右眼 1.0；左眼 1.0	右眼 1.0；左眼 1.0
融合控制评分	看近 2 分；看远 2 分	看近 1 分；看远 1 分
角膜映光法	正位	正位

三棱镜 + 交替遮盖

	REF	LEF
远距	$-10^{\triangle}$	$-10^{\triangle}$
近距	$-10^{\triangle}$	$-10^{\triangle}$

	REF	LEF
远距	$-4^{\triangle}$	$-4^{\triangle}$
近距	$-6^{\triangle}$	$-6^{\triangle}$

检查项目	术后 1 个月	术后 2 个月（训练 1 个月）
眼球运动	各方向转动到位	
调节幅度（负镜片法）	OD/OS：9.25 D/9.50 D	OD/OS：9.75 D/9.50 D
调节灵活度（±2.00 D）	OD/OS/OU：15 cpm/13 cpm/12 cpm	OD/OS/OU：17 cpm/15 cpm/18 cpm
融像性聚散幅度：3 m（破裂点/恢复点）	BO：$12^{\triangle}/10^{\triangle}$；BI：$14^{\triangle}/12^{\triangle}$	BO：$40^{\triangle}/35^{\triangle}$；BI：$10^{\triangle}/8^{\triangle}$
融像性聚散幅度：40 cm（破裂点/恢复点）	BO：$14^{\triangle}/12^{\triangle}$；BI：$6^{\triangle}/4^{\triangle}$	BO：$45^{\triangle}/40^{\triangle}$；BI：$14^{\triangle}/12^{\triangle}$
集合近点	TTN	TTN
同视机主观斜视角	$-6°$	$+1°$
同视机主观斜视角	$-6°$	$+1°$
AC/A	4	4
Worth 4 点灯	4 点@ N&D	4 点@ N&D
TNO 立体视	60″	60″
Titmus 立体视	40″	40″
OPTEC6500 远距立体视	50″	50″
医嘱	正位视训练	正位视训练

根据以上患者的双眼视结果，我们建议患者进行正位视训练，训练方案如下。

（1）患者配戴合适的矫正眼镜，调节灵活度训练贯穿始终。

（2）先进行集合训练：用偏振可变矢量图、红绿可变矢量图训

73

练集合。训练至 25$^\triangle$ 以上后，用裂隙尺和固定红绿矢量图等跳跃性集合训练，同时可结合发散训练。最后结合棱镜翻转拍进行聚散灵活度训练。

（3）以上训练方法逐层递进，最后可增加调节和聚散的综合训练。

（4）训练时间和频率：①医院训练：每周 1～2 次，每次 20 分钟。②家庭训练：每天 15 分钟。

训练 1 个月后患者自觉看远看近都获得了较前更为轻松和舒适的视觉。再次全面检查患者的双眼视功能，检查结果如表 8－2 所示。从表 8－2 训练前和训练 1 个月后的双眼视结果分析发现，患者融像性聚散幅度明显较前改善，融合控制力获得提高，能更稳定的维持双眼正位状态。接下来患者可以减少训练项目和频率，保持目前的双眼视状态。

病例分析

【病例特点】

（1）患者双眼间歇性的向外偏斜 5 年。

（2）偏斜角度较大且近 2 年偏斜频率和幅度明显增加。右眼为注视眼，左眼偏斜为主。

（3）远近斜视量相等，眼球运动各方向协调，不合并 A 征或者 V 征。

（4）术前双眼视功能：眼位控制正位的情况下，有一定的平面融像和立体视功能。

【诊断思路】

本例患者自幼发病，向外偏斜角度较大，但可以控制正位。远距和近距斜视量相等，向上注视和向下注视的斜视角相近。眼球运动各方向协调，不合并斜肌功能亢进或者落后。近 2 年疾病进展，表现为控制力下降，偏斜角度和频率增加，但近距离仍有双眼同时视和立体视功能。因此"间歇性外斜视（基本型）"诊断明确。

【鉴别诊断】

（1）恒定性外斜视：外斜视角度稳定，不能自行控制正位，多为单眼抑制。

（2）间歇性外斜视（集合不足型）：远距离的外斜视角度小于近距离外斜视角度至少 $10^{\triangle}$，AC/A 比值低。

（3）分离性水平偏斜：双眼外斜角度不对称，用三棱镜遮盖试验测量斜视角时，如先中和右眼的外斜后，左眼可能出现内斜视的表现；如先中和左眼的外斜后，右眼可能还有外斜视表现，称之为"三棱镜中和试验阳性"。常合并分离性垂直偏斜和眼球震颤等，可有代偿头位和歪头试验阳性等表现。

【治疗思路】

眼位控制不良是间歇性外斜视病情加重的征兆，也是临床判断手术指征的重要依据。主要评分方法有多种，临床医生在诊室的评分主要采用 Mohney 和 Holmes 等提出的眼位控制能力分级方法。这种分级方法将患者看远和看近的眼位控制能力分别评分，各 6 个等级。

5 分：恒定性外斜视。

4 分：在遮盖前，观察 30 秒时间，50% 以上的时间是处于外斜状态。

3 分：在遮盖前，观察 30 秒时间，50% 以内的时间是处于外斜状态。

2分：遮盖单眼后才出现外斜视，5秒以上的时间才回到正位。

1分：遮盖单眼后才出现外斜视，5秒以内的时间回到正位。

0分：遮盖单眼后才出现外斜视，1秒内就回到正位。

3分及以上者可考虑手术治疗。患者术前的立体视功能尚可，但这只是患者正位时的双眼视功能，并不能完全代表其真正的双眼视状态。另外患者偏斜角度较大，偏斜频率增加，因此采用手术矫正眼位是其最佳的治疗方案。

根据患者远近斜视量设计手术方式，术后眼位获得满意矫正。但有 $-10^{\triangle}$ 外隐斜，考虑是否有远期眼位回退的可能。

患者术前有一定的双眼视基础，术后1个月患者双眼视功能已获得基本正常，仅融像性聚散检查发现其聚散功能不稳定，其正融像性集合（BO）为 $12^{\triangle}@D$，和 $14^{\triangle}@N$，融像容易被破坏而出现复视表现。根据 Sheard 法则，正融像性聚散至少大于其外隐斜的2倍或2倍以上，因此尚不符合，需要进行正位视训练以扩大双眼单视清晰区。临床观察发现，其训练效果较好，能在短时间内获得明显的改善。

因此，我们针对其视功能表现，设计完整的训练方案进行视功能训练。通过医院结合家庭训练1个月的视功能训练后，患者自己看远看近视觉质量改善，调节和聚散功能获得平衡，融像性的聚散功能提高，形成良好的双眼单视。

【疾病介绍】

间歇性外斜视是临床最常见的外斜视类型。我国的流行病学调查显示，间歇性外斜视的发病率为 3.4%～3.9%。间歇性外斜视常在 1～5 岁内发病，当患者疲劳、注意力不集中或生病时，融合代偿功能减弱，就容易出现显性斜视。间歇性外斜视患者在发病初期表现为视远时出现外斜，而视近时仍可维持正常眼位和双眼单视功能。如果不及时治疗，可发展为恒定性外斜视，最终完全丧失双眼单视功能。

间歇性外斜视根据远距和近距斜视角度的不同可分为4型。

（1）基本型：远距斜视角和近距斜视角相近，AC/A 比值正常。

（2）集合不足型：近距斜视角大于远距斜视角至少 $10^\triangle$，AC/A 比值低。

（3）分开过强型：远距斜视角大于近距斜视角至少 $10^\triangle$，AC/A 比值高。

（4）类似分开过强型：远距斜视角大于近距斜视角至少 $10^\triangle$，但当遮盖一眼一段时间（30～60分钟）后，远距斜视角和近距斜视角相近。

临床上以基本型为主，其次为类似分开过强型和集合不足型，很少见分开过强型。

间歇性外斜视的治疗包括保守治疗（观察、屈光矫正、负镜过矫、遮盖治疗、三棱镜治疗、肉毒杆菌 A 毒素注射、正位视训练等）和手术治疗。治疗方式和手术时机的选择一直存在争议。术后存在早期眼位较好，随着随访时间的延长，手术欠矫率不断增加，是一直困扰临床医生的重大问题。

余新平主任点评　中山大学中山眼科中心

间歇性外斜视是临床最为常见的斜视类型。研究发现近年来间歇性外斜视的手术量逐年增加，目前约占所有斜视手术的50%。其自然病程和疾病转归并不非常明确，术后远期也存在眼位回退而出现复发的可能。但导致眼位回退的影响因素尚不明确，因此临床亟需探索一种治疗方法以减少眼位回退的发生。本病例患者术后 1 个月眼位和双眼视功能均获得满意的改善，但仍有 $10^{\triangle}$ 的外隐斜，根据临床经验这种情况容易出现远期眼位回退。进行详细并且全面的双眼视检查，发现了其中一些容易忽略的双眼视问题（融像性聚散功能不稳定），再进行针对性的视功能训练以获得双眼视重建。但术后双眼视功能训练与否与远期眼位稳定性的关系尚需设计随机对照研究进行观察比较。

参考文献

1. MOHNEY B G, HOLMES J M. An office-based scale for assessing control in intermittent exotropia. Strabismus, 2006, 14: 147 – 150.

2. YU X, JI Z, YU H, et al. Exotropia is the main pattern of childhood strabismus surgery in the south of China: A six-year clinical review. J Ophthalmol, 2016, 2016: 1489537.

3. WAKAYAMA A, SEKI Y, TAKAHASHI R, et al. Role of fusional convergence amplitude in postoperative phoria maintenance in children with intermittent exotropia. Jpn J Ophthalmol, 2018, 62: 307 – 314.

4. HATT S R, LESKE D A, MOHNEY B G, et al. Fusional convergence in childhood intermittent exotropia. Am J Ophthalmol, 2011, 152: 314 – 319.

5. HOLMES J M, BIRCH E E, LESKE D A, et al. New tests of distance stereoacuity and their role in evaluating intermittent exotropia. Ophthalmology, 2007, 114: 1215 – 1220.

（许梅萍　整理）

病例 9
恒定性外斜视术后
视功能重建

病历摘要

【基本信息】

患者，女性，12 岁。

主诉：双眼交替性向外偏斜 7 年，加重 1 年。

现病史：家长诉患者自 5 岁时即出现双眼交替性向外偏斜，左眼更明显。近 1 年发现向外偏斜更为明显，不能控制正位，伴左眼视力下降，无眼红眼痛等不适。遂来我院就诊，诊断为"恒定性外斜视，双眼屈光不正"，建议戴镜，并择期手术矫正眼位。

【眼科检查】

眼科检查，见表 9 - 1。

笔记

79

表 9 - 1　眼科检查

检查项目	检查结果	
裸眼视力	右眼 0.8	左眼 0.2
检影	右眼 - 0.50 = 1.0	左眼 - 1.75/ - 0.50 × 180 = 1.0
角膜映光	- 15°（不能控制正位，左眼为主斜眼）	
眼球运动	双眼各方向转动到位	
同视机主观斜视角	无同时视功能	
同视机客观斜视角	- 20°	
AC/A	$4^{\triangle}$/D	
TNO 立体视	无	
Titmus 立体视	无	
OPTEC3500 远距立体视	无	
Worth 4 点灯	远距：左眼抑制	近距：左眼抑制

三棱镜 + 交替遮盖

	REF	LEF
N	$-40^{\triangle}$	$-40^{\triangle}$
D	$-35^{\triangle}$	$-35^{\triangle}$

【诊断】

（1）恒定性外斜视。

（2）双眼屈光不正。

【治疗】

完善各项常规检查，排除手术禁忌证，全身麻醉下行"左眼外直肌后退术 + 左眼内直肌缩短术"，术中将左眼外直肌后退 5.5 mm，内直肌缩短 6 mm，手术顺利。术前、术后眼位照相见图 9 - 1、图 9 - 2。

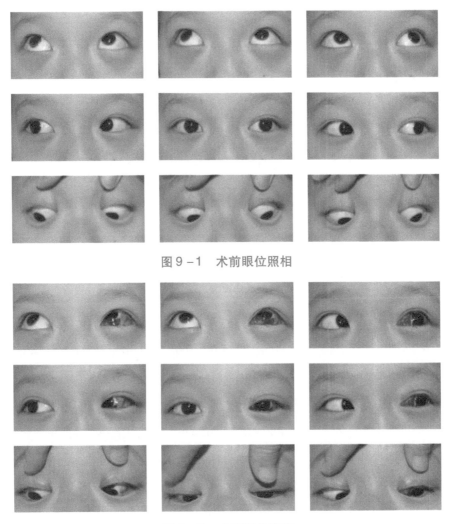

图 9 - 1　术前眼位照相

图 9 - 2　术后眼位照相

【随访】

眼科检查，见表 9 - 2。

患者术后 1 个月，眼位获得满意矫正。但仍有不适主诉，视疲劳症状明显，看远时有重影、视物不清等表现。对患者进行了全面的双眼视功能检查，具体检查结果如表 9 - 2 所示。患者眼位矫正后看远看近存在小角度的内隐斜，看远无法融像，存在复视。看近虽能获得平面融像，但其融像性聚散功能不足。根据以上结果分析，该患者术后存在以下双眼视问题。

表 9 - 2　眼科检查

检查项目	检查结果	
	术后 2 个月	术后 3 个月 （训练 1 个月）
裸眼视力	右眼 0.8	左眼 0.2
检影	右眼 - 0.50 = 1.0 左眼 - 1.75/ - 0.50 × 180 = 1.0	右眼 - 0.50 = 1.0 左眼 - 1.75/ - 0.50 × 180 = 1.0
角膜映光	正位	正位

三棱镜 + 交替遮盖(CC)

	REF	LEF
N	+4△	+4△
D	+2△	+2△

	REF	LEF
N	0△	0△
D	-4△	-4△

检查项目	术后 2 个月	术后 3 个月（训练 1 个月）
眼球运动	双眼各方向转动到位	双眼各方向转动到位
调节幅度（负镜片法）	OD/OS：10.75 D/9.50 D	OD/OS：10.75 D/10.50 D
调节灵活度（±2.00 D）	OD/OS/OU：10 cpm/ 11 cpm/0 cpm（负镜重影）	OD/OS/OU：15 cpm/ 15 cpm/16 cpm
融像性聚散幅度：	3 m　无法融像 40 cm　BO：1△/0△； BI：1△/0△	BO：30△/25△；BI：16△/14△ BO：20△/18△；BI：18△/16△
集合近点	15 cm	7 cm
同视机主观斜视角	+2°	-1°
同视机客观斜视角	+2°	-2°
AC/A	5	5
Worth 4 点灯	4 点@ N 5 点@ D	4 点@ N 4 点@ D
TNO 立体视	120″	60″
Titmus 立体视	50″	40″
OPTEC3500 远距立体视	无	70″
处理	正位视训练	正位视训练

（1）内隐斜。

（2）看远无法平面融像，视物重影。

（3）融像性聚散不足。

根据以上患者的双眼视结果，我们建议患者进行双眼视功能训练，训练方案如下。

（1）调节功能训练：反转拍训练调节灵活度。通过正镜可以减少调节刺激，负镜增加调节刺激，集合刺激保持不变。正负反转拍训练不仅改善了患者的调节灵活度，同时也改善融像性聚散。患者双眼调节灵活度检查（±2.00 D）时出现负镜重影，可以先选择±1.00 D反转拍训练，待患者能轻松完成该训练任务时，再换为±2.00 D反转拍。调节灵活度训练贯穿整个训练的始终。

（2）融像功能训练：从发散训练开始，用偏振可变矢量图、红绿可变矢量图训练发散。至 BI 9$^\triangle$ 后，增加集合功能训练，用偏振可变矢量图、红绿可变矢量图训练集合，提高至25$^\triangle$以上开始跳跃式融像功能训练，主要是用裂隙尺和固定红绿矢量图，增加训练难度。

（3）聚散灵活度训练：聚散反转拍和红绿固定矢量图等训练聚散灵活度。

以上训练方法逐层递进，最后增加调节和聚散的综合训练。

训练时间和频率：①医院训练：每周1~2次，每次20分钟。②家庭训练：每天15分钟。

训练1个月后患者自觉视疲劳症状明显改善，看远复视消失，看远看近均能获得清晰舒适的视觉。检查结果如表9-2所示。从表9-2训练前和训练1个月后的双眼视结果分析发现，患者调节、聚散、平面融像、远近立体视功能等各方面的视功能均获得明显改善。接下来患者可以减少训练时间和频率，保持目前的双眼视状态。

病例分析

【病例特点】

（1）左眼向外偏斜 7 年。

（2）恒定性向外偏斜，不可控制正位。右眼为注视眼，左眼偏斜为主。

（3）双眼间存在屈光参差：右眼 $0.8（-0.50=1.0）$；左眼 $0.2（-1.75/-0.50\times180=1.0）$。

（4）术前双眼视功能：单眼抑制，无平面融像功能，无立体视功能。

【诊断思路】

本例患者家长在患者 5 岁时发现其左眼出现向外偏斜，并且 1 年来发现外斜明显加重至不可控制正位。伴左眼视力不佳，双眼间存在屈光参差。外斜角度恒定，远距和近距斜视量相等，向上注视和向下注视的斜视角相近。眼球运动各方向协调，不合并斜肌功能亢进或者落后。双眼视功能检查远距和近距均为单眼抑制。因此"恒定性外斜视"诊断明确。

【鉴别诊断】

（1）间歇性外斜视：外斜视角度变化不定，可由意识加以控制而表现为正位，当注意力不集中或者疲劳时自发表现为显性外斜视。在控制眼位正位的情况下具有较好的双眼视功能，可表现为具有正常的融像和立体视功能。远距立体视功能损伤较早，然后表现为近距立体视功能下降。

（2）先天性外斜视：发病时间为半岁或者 1 岁前，通常一开始即表现为大角度的外斜视。

【治疗思路】

本例患者有很明确的既往外斜视间歇性发生的病史，近1年患者融合失代偿，不能控制正位而表现为恒定性外斜视。患者双眼间存在屈光参差，既往不戴镜，也是其进展为恒定性外斜视的原因之一。根据患者远近斜视量设计手术方式，术后眼位获得满意矫正。但术后2个月患者有视疲劳，视物重影等不适主诉，检查双眼视功能存在以下问题：调节和聚散功能不平衡，内隐斜。因此针对患者的视功能问题，设计视功能训练方案。通过医院结合家庭训练1个月的视功能训练后，患者视疲劳和视物重影症状消失，调节和聚散功能获得平衡，融像性的聚散功能提高，形成良好的双眼单视。

【疾病介绍】

恒定性外斜视通常由间歇性外斜视发展而来，斜视角度通常较恒定，不像间歇性外斜视那样外斜度数变化很大，因此术前检查结果较为可靠。根据远距斜视角和近距斜视角的不同，可分为3型。

（1）分开过强型：远距斜视角大于近距斜视角至少$10^{\triangle}$，AC/A比值高。

（2）基本型：远距斜视角和近距斜视角相近，AC/A比值正常。

（3）集合不足型：近距斜视角大于远距斜视角至少$10^{\triangle}$，AC/A比值低。

根据术前远距和近距斜视角的大小设计手术方式，应尽早手术以恢复双眼单视功能。儿童早期外斜视者，双眼单视功能恢复的可能性较少，手术的目的主要是为了恢复眼位而美容的效果，增强患者的自信心。伴有屈光不正和屈光参差者，宜先矫正屈光不正，双眼视力平衡后再行外斜视矫正术。本例患者有较长时间的间歇性外

85

斜视病史，因此术后经过适当的正位视训练可以获得正常的双眼单视功能重塑。

余新平主任点评　中山大学中山眼科中心

恒定性外斜视是临床上非常常见的病例，手术时机、手术设计都已经非常规范和明确，但对术后视功能的全面评估仍是一个"盲区"，没有获得应有的重视。视功能训练对患者术后的双眼视功能重建是否有益并没有统一的观点，是我们临床值得探索和研究的课题。本病例患者通过合理和规范的双眼视训练，不仅缓解了患者的症状，同时也促进了患者双眼视功能的改善，是一个比较完整和成功的案例，值得我们今后临床重视和研究。但患者术后的眼位和双眼视功能变化是训练所致还是自然病程发展尚需对照研究评估，视功能训练的时机和量—效关系也需要认真探讨。

参考文献

1. FRANCE L W. The Role of Orthoptic Therapy in Exodeviations: A Basis for Orthoptic Referral. American Orthoptic Journal, 1992, 42(1): 52 – 64.

2. WU H, SUN J, XIA X, et al. Binocular status after surgery for constant and intermittent exotropia. Am J Ophthalmol, 2006, 142: 822 – 826.

3. MITCHELL SCHEIMAN, BRUCE WICK. Clinical management of binocular vision, Forth edition, Lippincott Williams & Wilkins, 2019.

（许梅萍　整理）

病例 10
先天性上斜肌麻痹

病历摘要

【基本信息】

患者，女性，5岁。

主诉：歪头视物5年。

现病史：发现患者出生后不久无明显诱因出现歪头视物，多向右侧歪头，无眼红、眼痛，无眯眼视物。曾被认为是肌性斜颈，行按摩推拿等物理治疗，歪头未见明显好转。来我院门诊就诊，拟诊断"左眼先天性上斜肌麻痹"收住入院，行手术治疗。

【眼科检查】

眼科检查，见表10-1。

表 10 - 1　眼科检查

检查项目	检查结果	
裸眼视力	右眼 0.7	左眼 0.7
检影	右眼 PL	左眼 PL
眼底照片看旋转	右眼无旋转改变	左眼外旋改变
角膜映光	L/R10°	

三棱镜 + 交替遮盖

L/R10$^\triangle$	L/R10$^\triangle$	
	L/R10$^\triangle$	
L/R16$^\triangle$		

眼球运动	左眼下斜肌亢进 +1，上斜肌不足 -2	
TNO 立体视	280″	
Titmus 立体视	100″	
OPTEC3500 远距立体视	无	
Worth 4 点灯	远距：4 点	近距：4 点
注视性质	右眼中心注视	左眼中心注视
代偿头位	头向右肩偏斜（图 10 - 1）	
歪头试验	左侧阳性（图 10 - 2）	

【诊断】

左眼先天性上斜肌麻痹。

【治疗及随访】

患者在全身麻醉下接受了左眼上斜肌折叠术，术中牵拉试验显示上斜肌张力明显减弱，经颞上结膜切口暴露并勾取上斜肌肌腱，发现上斜肌肌腱松弛，术中将上斜肌肌腱折叠 11 mm，术中牵拉试验显示张力合适（术前眼底彩照、术前眼位照相见图 10 - 3、图 10 - 4）。术后第 1 天头位得到明显改善，第一眼位正，但眼球运动显示左眼内上转受限，出现医源性 Brown 综合征（图 10 - 5），术后随访头位改善效果稳定，左眼内上转不足逐渐好转。

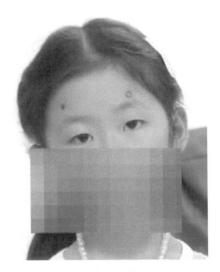

图 10 -1　术前头位

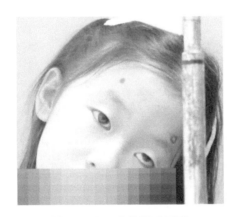

图 10 -2　术前歪头试验

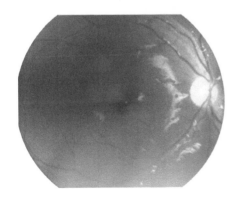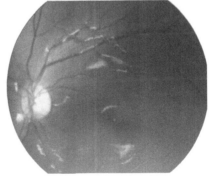

图 10 -3　术前眼底彩照

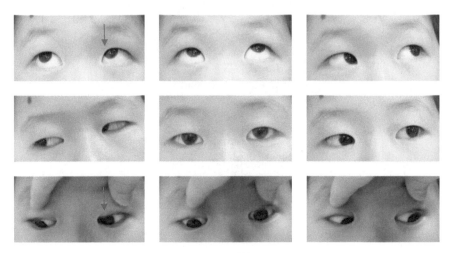

图 10 - 4　术前眼位照相

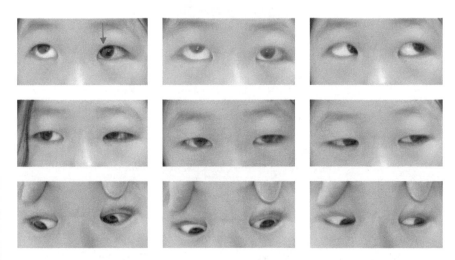

图 10 - 5　术后第 1 天眼位照片

术后 9 个月复查时患者头位正（图 10 - 6），眼位正（图 10 - 7），眼球运动协调，同视机检查结果如图 10 - 8，眼底照相如图 10 - 9。

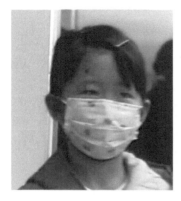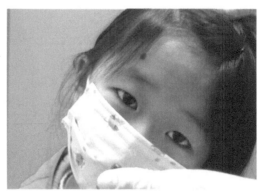

图 10 -6　术后 9 个月歪头试验

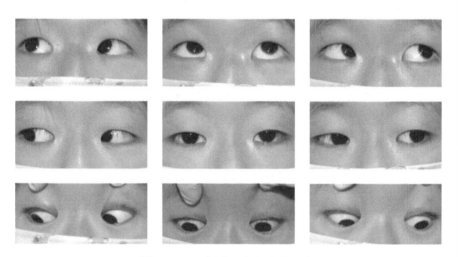

图 10 -7　术后 9 个月眼位照相

0°		0°	+1°		0°
R　0°	0°	+1° L/R1°　LR	R/L1°	−0.5°R/L1.5°	−1°R/L1.5° LR
−2° L/R7°		L/R8°	−3° L/R4.5°		−1° L/R7°
	REF			LEF	

图 10 -8　术后同视机检查

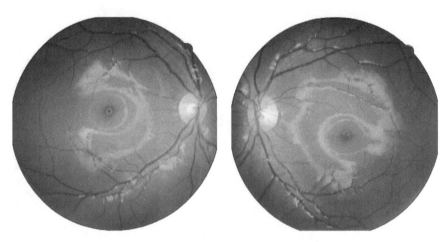

图 10 – 9　术后 9 个月眼底彩照

病例分析

【病例特点】

（1）幼年发病，歪头视物为主要症状。

（2）左眼上斜视，表现为头向右侧倾斜，向左侧歪头时左眼上斜视加重。

（3）眼球运动以左眼内下转不足为主，伴随左眼内上转轻度亢进。

（4）眼底照片见左眼明显外旋。

【诊断思路】

患者幼年发病，自幼歪头视物，左眼上斜视，向对侧歪头，左侧歪头试验阳性，左眼内下转不足伴内上转亢进，眼底外旋改变，符合先天性上斜肌麻痹诊断。需与其他垂直斜视相鉴别。

【鉴别诊断】

（1）原发性下斜肌亢进：先天性上斜肌麻痹的患者有时内下转并没有不足表现，而以内上转亢进为主要表现，此时需要和原发下

笔记

斜肌亢进相鉴别，后者常伴有 V 征，且歪头试验阴性。

（2）分离性垂直斜视（Dissociated Vertical Deviation，DVD）：DVD 患者也表现为上斜视，部分患者也可有代偿头位，DVD 患者主要表现为遮盖眼上转，去遮盖后缓慢回复原位，可伴有隐形眼球震颤，眼底通常无旋转改变，歪头试验与上斜肌麻痹不同，头歪向一侧肩膀时，可引出对侧眼上斜。

（3）核上性垂直偏斜（Skew deviation）：由核上性病变和外周前庭系统疾病引起的垂直斜视，也可伴随旋转改变和代偿头位，但与上斜肌麻痹不同的是，核上性垂直偏斜通常伴有其他神经系统病变的表现，其旋转改变表现为高位眼内旋，低位眼外旋，歪头试验不一定阳性。

【治疗思路】

先天性上斜肌麻痹常用的手术方式有上斜肌折叠术、下斜肌减弱术，视情况可联合同侧上直肌减弱或对侧下直肌减弱术，Knapp 根据上斜肌麻痹的临床表现将其分为 7 个类型（表 10 - 2），根据不同类型选择不同的手术方案。

本例患者表现为左眼上斜肌不足为主，下斜肌亢进不明显，右下方注视时垂直斜视度最大，按 Knapp 分型应属于 Ⅱ 型，术者计划行左眼上斜肌折叠术。不同的学者对上斜肌折叠术的观点存在一些争议，一些学者认为对松弛的上斜肌腱膜进行折叠对垂直斜视的改善效果有限，类似于对麻痹的肌肉行缩短术，且术后可能引起医源性 Brown 综合征，故需要谨慎选择上斜肌折叠，而更推荐行下斜肌减弱术。也有回顾性研究发现先天性上斜肌麻痹对上斜肌折叠术反应良好，术后轻中度的 Brown 现象并不需要担心，反而有利于术后效果的长期维持。该病例术中牵拉试验显示上斜肌张力明显减弱，

93

发现上斜肌腱膜松弛，符合上斜肌折叠的指征。术后头位及眼位得到预期的改善，眼球运动显示左眼内上转受限，出现医源性 Brown 综合征也是预料之中的，这一现象随着时间推移逐渐减轻，术后随访效果稳定。本例患者手术方式的选择主要是考虑到患者表现为上斜肌不足为主，上斜肌腱膜的松弛未必意味着肌肉的麻痹，既往研究和我们的经验都显示上斜肌折叠术对加强上斜肌是有效的，而对于下斜肌亢进为主要表现的患者，我们会选择行下斜肌减弱手术，如下斜肌切断或不同程度的转位，大角度的垂直斜视可能需要加做同侧眼的上直肌减弱或对侧眼的下直肌减弱。

表 10-2　上斜肌麻痹的 Knapp 分型

分型	最大斜视角	临床表现	治疗原则
I	直接拮抗肌方向	同侧下斜肌功能亢进	减弱同侧下斜肌
II	麻痹肌的作用方向	同侧上斜肌功能减弱	加强同侧上斜肌（如折叠）或减弱对侧下直肌
III	整个对侧视野	同侧上斜肌不足合并下斜肌功能亢进	斜视度 < 25 PD，减弱同侧下斜肌；斜视度 > 30 PD 减弱同侧下斜肌联合加强上斜肌或减弱对侧下直肌
IV	整个对侧视野 + 同侧下方视野	同侧上斜肌功能不足合并下斜肌功能亢进以及上直肌亢进（Jampolsky 综合征）	根据牵拉试验及第一眼位垂直斜视情况，减弱同侧下斜肌和/或加强上斜肌，联合减弱同侧上直肌或对侧下直肌
V	整个下方视野	同侧上斜肌功能不足合并上直肌亢进（Jampolsky 综合征）	同 IV 型
VI	双侧型，多继发于闭合性颅脑损伤	内斜 V 征	同 I ~ V 型，双眼手术
VII	单侧获得型，多继发于滑车受损	假性 Brown	手术探查解除粘连，可自愈，如果上斜肌减弱，按上斜肌麻痹处理，必要时做额窦手术

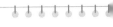

【疾病介绍】

先天性上斜肌麻痹病因尚不明确，常见的表现为受累眼上斜视，歪头试验阳性，即头向患侧倾斜时受累眼的上斜视加重，患者习惯将头歪向健侧，以减轻垂直斜视获得双眼融合，长期倾斜头位可引起面部发育不对称。大部分患者伴有同侧下斜肌亢进，甚至部分患者以下斜肌亢进为主要表现，仅表现为无或轻度上斜肌不足，此时需要与原发性下斜肌亢进相鉴别，歪头试验有助于两者的鉴别。此外，术前还需要鉴别是否存在双侧上斜肌麻痹，以下表格列出了单侧和双侧上斜肌麻痹的鉴别要点（表10-3）。

表10-3　单侧和双侧上斜肌麻痹鉴别要点

临床表现	单侧	双侧
上斜肌不足	患侧不足	双侧不足
下斜肌亢进	患侧亢进	双侧亢进
V 征	<10 PD	>10 PD
上斜视	>5 PD	<5 PD（除外不对称性麻痹）
歪头试验	患侧阳性	双侧阳性
眼底旋转改变	患侧	双侧
双马氏杆外旋表现	<10°（先天性通常无主观性外旋表现）	>10°（先天性通常无主观性外旋表现）

双侧上斜肌不对称性麻痹的临床表现有时候很难和单侧上斜肌麻痹鉴别。如果发现对侧下斜肌也有亢进表现，或者第一眼位垂直斜视较大，向高位眼侧注视时垂直斜视度大幅度减少，则需要考虑存在隐匿性双侧上斜肌麻痹的可能。术前检查需详细评估患者眼球运动及各个方位的斜视度。

余新平主任点评　中山大学中山眼科中心

该病例为典型的先天性上斜肌麻痹表现，有典型的代偿头位、

笔记

眼球运动异常、歪头试验、眼底旋转表现。通过上斜肌折叠手术，获得了较好的治疗效果。病例分析中所述，先天性上斜肌麻痹的表现和分类有多种，有以同侧下斜肌功能亢进为主者，也有类似该病例的上斜肌功能不足为主者。详细的术前检查有利于治疗方案的选择，该病例以上斜肌功能不足为主要表现，向右下方注视（左眼上斜肌作用方向）时垂直斜视度最大，符合上斜肌折叠手术的指征。上斜肌折叠量主要通过术中牵拉试验评估上斜肌张力而确定，此时有较大的不确定性和个性化，尚需要更大量的临床数据验证上斜肌折叠术的量—效关系。

参考文献

1. WRIGHT K. Color atlas of strabismus surgery: strategies and techniques. Third Edition, 2007.

2. KAESER P F, KLAINGUTI G, KOLLING G H. Inferior oblique muscle recession with and without superior oblique tendon tuck for treatment of unilateral congenital superior oblique palsy. J AAPOS, 2012, 16(1): 26 – 31.

3. SATO M, IWATA E A, TAKAI Y, et al. Superior oblique palsy with class Ⅲ tendon anomaly. Am J Ophthalmol, 2008, 146(3): 385 – 394.

4. SAUNDERS R A. When and how to strengthen the superior oblique muscle. J AAPOS, 2009, 13: 430 – 437.

（周锦景　整理）

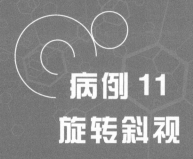

病例 11
旋转斜视

病历摘要

【基本信息】

患者，男性，31 岁。

主诉：车祸昏迷醒后出现双眼视物重影 10 个月。

现病史：患者 10 个月前车祸昏迷苏醒后出现双眼视物重影，重影存在高低和倾斜，头向左肩倾斜时重影有改善。无明显视力下降，无眼红眼痛，无畏光流泪。6 个月前来我院就诊，诊为"双眼上斜肌不全麻痹"，予以营养神经药物等治疗，嘱随访。半年来患者自觉双眼视物重影症状无改善。1 个月前再次复查，建议择期手术治疗斜视。

既往史：患者 10 个月前发生车祸，肢体无伤，头部受撞击，昏迷。头颅 CT 显示"颅内少量出血，余未见明显异常"，予以保守治疗。否认高血压、糖尿病及其他重要系统疾病病史。

【眼科检查】

术前眼科检查，见表 11 –1、图 11 –1 ~ 图 11 –5。

表 11 –1 眼科检查

检查项目	检查结果	
裸眼视力	右眼 1.0	右眼 1.0
检影	右眼 PL	左眼 PL
眼底照片看旋转	双眼眼底见明显外旋性改变	
角膜映光	接近正位	
交替遮盖	右眼上到正，左眼下到正微动	
眼球运动	各方向转动基本到位，转动灵活	
歪头试验	双侧阳性，左侧明显	
代偿头位	头向右肩倾斜下颌内收	

三棱镜 + 交替遮盖（△）

	33 cm	5 m
REF	L/R3△	L/R3△
LEF	L/R4△	L/R4△

双马式杆检查（°）

	上转 25°	正前方	下转 25°
旋转量	EX5°	EX10°	EX15°

Maddox 双三棱镜法	左眼为注视眼，右眼为外旋眼	
TNO 立体视	无	
Titmus 立体视	无	
OPTEC3500 远距立体视	无	
Worth 4 点灯	远距：2 点	近距：4 点

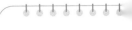

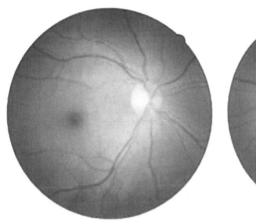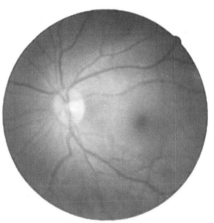

图 11 -1   术前眼底照相

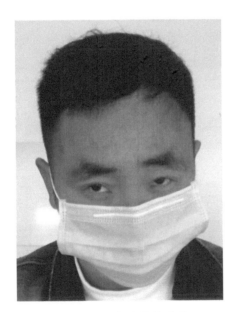

图 11 -2   术前代偿头位

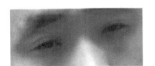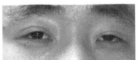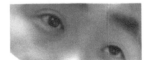

图 11 -3   术前歪头试验

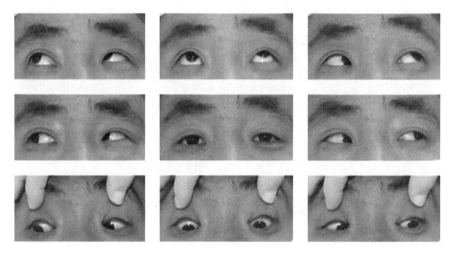

图 11 -4　术前眼位照相

L/R2° EX9°		-1°L/R2° EX8°	+1°L/R2° EX9°		L/R2° EX10°
	+1°L/R1° EX11°			L/R2° EX12°	
L/R2° EX14°		+2°L/R2° EX14°	+1°L/R2° EX14°		+1°L/R2° EX17°
	REF			LEF	

图 11 -5　术前同视机检查

【诊断】

（1）双眼后天性上斜肌麻痹。

（2）旋转斜视。

【治疗和随访】

（1）手术治疗：左眼 Harada-Ito 术。术中将左眼上斜肌前 3/5 前徙，缝合于左眼上直肌止端颞侧 7 mm。

（2）术后检查，见表 11 -2、图 11 -6 ~ 图 11 -11。

表 11-2　术后 2 个月眼科检查

检查项目	检查结果	
裸眼视力	右眼 1.0	右眼 1.0
检影	右眼 PL	左眼 PL
眼底照片看旋转	双眼眼底未见明显外旋性改变	
角膜映光	正位	
交替遮盖	基本不动	
眼球运动	各方向转动到位，转动灵活	
代偿头位	基本消除	

三棱镜+交替遮盖（△）

	33 cm	5 m
REF	L/R3△	L/R3△
LEF	L/R2△	L/R2△

双马式杆检查（°）

	上转 25°	正前方	下转 25°
旋转量	EX0°	EX0°	EX3°~5°

Maddox 双三棱镜法	左眼为注视眼，右眼为外旋眼	
TNO 立体视	60″	
Titmus 立体视	50″	
OPTEC3500 远距立体视	无	
Worth 4 点灯	远距：4 点	近距：4 点

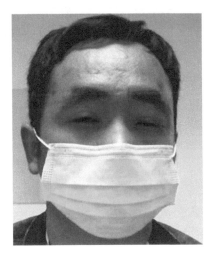

图 11-6　术后第 1 天头位

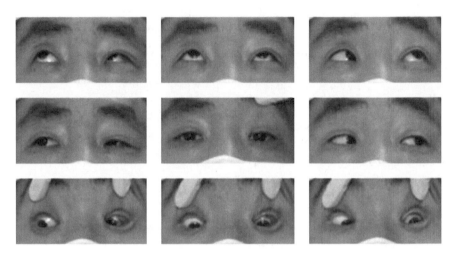

图 11 –7　术后第 1 天眼位照相

+2° IN3°	+4°L/R2° IN4°	+6°L/R4° IN6°
	+2°L/R2°	
+2°L/R1° EX1°	+2°L/R3° EX1°	+2°L/R5° EX1°
	REF	

图 11 –8　术后第 1 天同视机检查

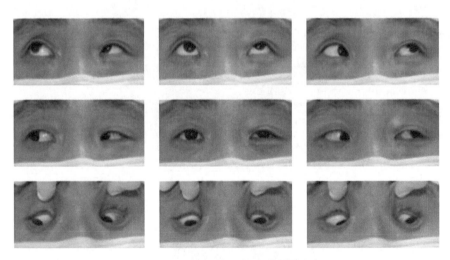

图 11 –9　术后 2 个月眼位照相

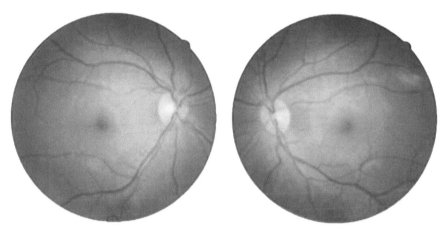

图 11-10　术后 2 个月眼底照相

L/R2° EX2°	L/R2° EX2°	L/R3° EX2°	L/R2° EX1°	L/R2° EX1°	L/R4° EX1°
L/R1.5° EX3°	L/R1.5° EX3°	L/R3° EX3°	L/R1° EX1°	L/R1° EX2°	L/R2° EX2°
L/R2° EX5°	L/R2° EX4°	L/R3° EX5°	L/R1° EX3°	L/R1° EX3°	L/R3° EX4°
	REF			LEF	

图 11-11　术后 2 个月同视机检查

病例分析

【病例特点】

（1）车祸闭合性颅脑损伤后（CT 有颅内出血）出现视物重影。

（2）患者 31 岁，既往无高血压、糖尿病及其他系统性疾病病史。

（3）代偿头位：头向右肩倾斜。下颌略内收。

（4）眼底外旋性改变。

（5）HT：近正位；ACT：右眼下到正，左眼上到正；EOM：各方向转动尚可。歪头试验：双侧（＋）。

（6）同视机检查：外旋改变为主，伴少许垂直斜视。正前方外旋≤12°。

（7）双马式杆检查：正前方外旋约10°，下方外旋可达15°。

（8）底相对双4$^\triangle$三棱镜检查：患者始终选择左眼为注视眼，右眼为外旋状态。

（9）双眼视：患者双眼视破坏，看近能通过代偿头位下保持双眼单视，看远仍复视。

【诊断思路】

患者头部闭合性颅脑外伤后出现双眼视物倾斜，首先考虑存在旋转性斜视可能，进一步检查发现外旋复视，歪头试验双侧不对称，左肩歪头时出现明显 L/R，同视机显示下方旋转斜视度明显增大等，均提示上斜肌麻痹诊断明确。患者为后天外伤性上斜肌麻痹，外旋可达17°，双侧歪头试验（＋），代偿头位为向右肩倾斜，故诊断为"双眼后天性上斜肌麻痹"。双眼上斜肌麻痹程度不同，左眼重于右眼。

【鉴别诊断】

（1）双眼先天性上斜肌麻痹：自幼出现，下斜肌亢进较为突出。无复视主诉，以代偿头位为主要症状。

（2）上直肌麻痹：以垂直斜视为主要表现，外旋程度较轻。歪头试验双侧阴性。

（3）单侧上斜肌麻痹：正前方外旋斜视度往往小于12°。歪头试验单侧（＋），另一侧（－）。

【治疗思路】

患者系外伤所致双眼上斜肌不全麻痹，且以旋转斜视为主要表现。治疗上，需先行保守治疗，积极治疗原发病，随访观察。

患者发病后半年仍存在明显复视现象，旋转斜视度较大，可考虑手术治疗。

术前详细专科检查，患者虽为双侧上斜肌麻痹，但头位明显向右肩倾斜，眼球运动以左眼上斜肌落后为主，故行"左眼 Halada-Ito 术式"治疗，术中坐起配戴双马氏杆检查旋转斜视度，微调颞侧移位量，使轻度过矫，结束手术。

【疾病介绍】

上斜肌麻痹是旋转性斜视的最常见原因，眼性斜颈的代表性疾病，也是麻痹性斜视中最常见的疾病。临床上可以分为先天性和后天性，单侧性和双侧性。Von Noorden 统计在上斜肌麻痹患者中先天性麻痹性斜视最常见（39.5%），其次为外伤性（34%）、特发性（23.2%）和神经源性（2.9%）。

先天性上斜肌麻痹的发生可与先天发育异常、出生时的创伤或婴幼儿期疾病等相关。

后天性上斜肌麻痹多由外伤引起，但不一定是严重的头部外伤，且未必意识丧失。滑车神经核发出纤维后在脑干交叉，经脑干背侧穿出，支配对侧上斜肌，其神经纤维行走路径长，轻微颅脑损伤即可引起该神经功能障碍。由于双侧滑车神经同时出中脑，距离很近，神经损伤也通常为双侧。另外，可导致后天性上斜肌麻痹的病因有颅内肿瘤及血管病变（10%）、糖尿病及缺血性疾病（20%）、不明原因（20%）等。

上斜肌麻痹临床可分为单侧性和双侧性。多数先天性上斜肌麻痹是单侧性，少数为不对称性或隐匿性双侧上斜肌麻痹。部分患者术前诊断为单侧上斜肌麻痹，术后暴露出对侧眼上斜肌麻痹。在先天性上斜肌麻痹患者中，双侧性占 8%～29%。如果发现旋转斜视度大于15°，双侧歪头试验（＋），垂直斜视量向麻痹眼侧注视显著减小或明显V征，应考虑双侧上斜肌麻痹可能性大。

上斜肌麻痹临床表现呈多样化，因而手术治疗也有许多不同的方式。

麻痹的上斜肌可出现不同程度的松弛、萎缩、缺如或附着点异常等解剖性变异，且可刺激复杂的代偿机制，导致其他眼外肌发生继发性改变，因此上斜肌麻痹可有多种临床表现类型。上斜肌麻痹随着病程进展可逐渐出现麻痹泛化，麻痹性斜视向共同性扩散。可以分为3个临床阶段：第一阶段，麻痹肌功能减弱，最大偏斜角位于麻痹肌作用的方向；第二阶段，麻痹肌的直接拮抗肌的功能出现亢进，日久该拮抗肌的功能过强常常掩盖了麻痹肌的功能减弱；第三阶段，斜视扩展到各个视野，呈共同性扩散。

上斜肌麻痹的临床过程并非完全相同，部分患者始终停留在第一阶段，而部分患者则以下斜肌亢进为主要临床表现，但最终多数患者在发病后数周、数月甚至数年均要发生共同性扩散，从而表现出多种临床症状和体征。

针对上斜肌临床表现的多样性，临床常用分型是 Knapp 分型法：1 型下斜肌亢进为主；2 型上斜肌功能减弱为主；3 型同时存在下斜肌亢进和上斜肌功能减弱；4 型上斜肌功能减弱、下斜肌功能亢进、可能伴有继发性上直肌亢进（Jampolsky 综合征）；5 型上斜肌功能减弱、可伴有上直肌挛缩；6 型为双侧型；7 型为犬牙综合征（Canine tooth 综合征），外伤性上斜肌麻痹伴随内上转眼球运动受限。

后天性上斜肌麻痹的临床表现以眼性斜颈和外旋性复视为主，有明确的上斜肌功能不足，多为双侧，一般无下斜肌功能亢进。眼球旋转不如水平和垂直斜视那么显而易见，在临床上常被忽略。可以通过双马氏杆检查旋转斜视度，三棱镜耐受试验判断引起患者复视的主要是垂直还是旋转因素，同视机十字画片检查可以明确9方位的垂直和旋转斜视量。

后天上斜肌麻痹发生早期可给予病因治疗，以扩血管药、神经营养、激素等对症治疗，也可以用三棱镜帮助克服复视症状。对病因清楚、病情稳定6个月以上的旋转斜视，可以考虑手术治疗。

上斜肌麻痹的手术方式包括：下斜肌减弱术、上斜肌加强术、对侧眼下直肌减弱术、同侧眼上直肌后徙、Harada-Ito术。需要根据临床进展、分型、头位、术中判断肌肉紧张度，个性化制定上斜肌麻痹方案。

对于外旋性复视，若不合并明显的垂直斜视又无明显下斜肌功能亢进，目前常用的手术方案是Harada-Ito术。Harada-Ito术是1964年日本的原田政美和伊藤康行首先设计的，方法是将上斜肌前半部分加强，其依据是Finks提出的上斜肌前部1/3纤维的主要功能是眼球内旋，后部纤维的主要作用是下转和外转。改良式Harada-Ito术由Fells提出，将上斜肌前部肌腱止端向颞侧移位。此方法可以加大上斜肌的内旋功能。该手术能够很好矫正下方注视时的外旋性斜视，而不引起原在位的垂直斜视。远期斜视量回退，术中需过矫。

张芳主任点评　温州医科大学附属眼视光医院

本病例患者为闭合性颅脑外伤导致旋转斜视，外伤是后天性上斜肌麻痹发生的常见原因，因上斜肌的走行分布特点，所以较轻微的

笔记

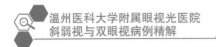
头部外伤也可以引发上斜肌麻痹。双侧上斜肌距离较近，所以外伤后多为双侧上斜肌麻痹。主要临床表现为外旋斜视、原在位无明显垂直。

治疗旋转性斜视目前最常用的方法是 Harada-Ito 术或改良术式。其特点不引起原在位的垂直斜视，主要改变正前方及下方外旋斜视。方法主要是 Y 型劈开上斜肌止端肌腱，用不可吸收缝线将前 1/2 肌腱止端套环缝合并剪断，缝合于上直肌止端颞侧，可做调整缝线。术中双马氏杆检查可过矫 5°防止术后回退。该术式解决外旋不导致医源性 Brown 综合征，还可逆拆除不可吸收缝线，如正前方 >5$^{\triangle}$，也可做后部肌腱折叠。

参考文献

1. 冯诺登.冈特. 斜视诊治思路与策略. 李筠萍，译. 长沙：中南大学出版社，2017，6.

2. 迪安.色斯塔瑞. 斜视手术病例解析. 赵堪兴，译. 天津：天津科技翻译出版有限公司，2017，1.

3. 张芳，陈洁，余焕云. 改良式 Harada-Ito 手术矫正外旋斜视. 中国斜视与小儿眼科杂志，2006，14(4)：1.

4. 韦严，亢晓丽，董凌燕，等. 上斜肌麻痹患者斜视矫正术后眼球旋转状态的改变. 中华眼科杂志，2011，47(9)：4.

5. 亢晓丽，韦严. 基于临床类型制定上斜肌麻痹的个体化治疗方案. 中华眼视光学与视觉科学杂志，2015，17(4)：4.

6. 亢晓丽，韦严. 关注上斜肌麻痹的临床分型及治疗的个性化设计. 中华眼科杂志，2017，53(12)：4.

7. 赫雨时. 斜视. 天津：天津科学技术出版社，1982.

（李以跑　整理）

病例 12
右眼下直肌不全麻痹
（右眼下直肌发育不良）

病历摘要

【基本信息】

患者，女性，18 岁。

主诉：发现歪头视物 10 年。

现病史：患者于 10 年前无明显诱因下出现歪头视物，头向左肩倾斜，无复视，无视物模糊，无眼红眼痛，无头晕头痛，无恶心呕吐等其他症状。患者及家属未予重视，未予诊治，发病来自觉症状无明显加重或改善，就诊于我院门诊，要求进一步诊疗。

【眼科检查】

眼科检查，见表 12-1。

表 12－1　眼科检查

检查项目	检查结果	
裸眼视力	右眼 0.7	左眼 0.7
主觉验光	右眼 $-1.25/-3.00\times180=1.0$	左眼 $-1.75/-1.50\times170=1.0$
角膜映光	SC＝CC：$-10°$R/L10°	

三棱镜＋交替遮盖

	REF	LEF
SC	$-40^{\triangle}$R/L20$^{\triangle}$@N；$-30^{\triangle}$R/L20$^{\triangle}$@D	$-40^{\triangle}$R/L20$^{\triangle}$@N；$-30^{\triangle}$R/L20$^{\triangle}$@D
CC	$-40^{\triangle}$R/L20$^{\triangle}$@N；$-30^{\triangle}$R/L20$^{\triangle}$@D	$-40^{\triangle}$R/L20$^{\triangle}$@N；$-30^{\triangle}$R/L20$^{\triangle}$@D

检查项目	检查结果
眼球运动	右眼内上转亢进（＋3），内下转不足（－2），外下转不足（－2），余双眼各方向眼球转动可
歪头试验	右侧（＋），左侧（－）
代偿头位	头向左肩偏斜
同视机主观斜视角	单眼抑制

同视机客观斜视角

$-20°$R/L11°
$-20°$R/L15°
$-20°$R/L18°

LEF

TNO 立体视	无
Titmus 立体视	无
OPTEC3500 远距立体视	无
Worth 4 点灯	远距：2 点或 3 点　　近距：2 点或 3 点

【辅助检查】

（1）术前眼位照相，见图12-1。

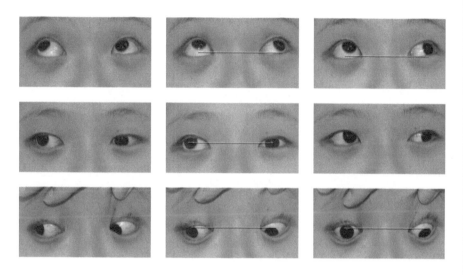

图 12-1　术前眼位照相

（2）术前眼底照相（图12-2）：未见明显旋性改变。

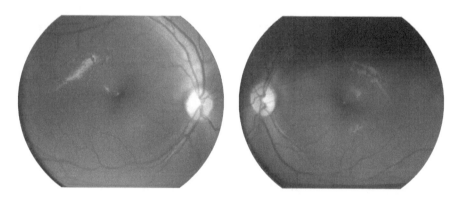

图 12-2　术前眼底照相

（3）术前眼眶 CT（图12-3）：患者右眼下直肌纤薄，解剖位置比较靠后。

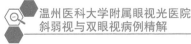

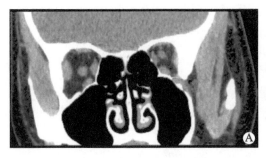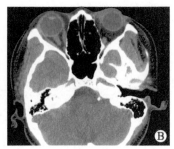

A. 术前眼眶 CT 冠状位；B. 术前眼眶 CT 水平位。

图 12 –3　术前眼眶 CT

【诊断】

（1）右眼上斜视（右眼下直肌不全麻痹？右眼上斜肌麻痹？）。

（2）双眼屈光不正。

【治疗及随访】

（1）告知患者疾病特点及预后。

（2）建议患者行"右眼下斜肌部分切除 + 外直肌后退 + 内直肌缩短 + 反向 Knapp"术。

（3）术中探查右眼下直肌（图 12 –4），发现细小纤薄的下直肌附着点位于赤道后部，修正诊断为"右眼下直肌不全麻痹（右眼下直肌发育不良）；双眼屈光不正"，并临时调整了手术方式，改为"右眼下斜肌前转位 + 外直肌后退 + 内直肌缩短 + 反向 Knapp"术。

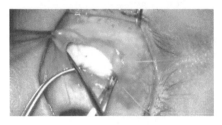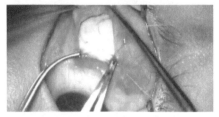

提示角膜缘后约 15 mm 处似下直肌纤细组织。

图 12 –4　术中探查右眼下直肌

（4）术后复查眼科检查结果如表12-2、图12-5所示。

表12-2　术后第1天、1周和2个月眼科检查

检查项目	检查结果		
	术后第1天	术后1周	术后2个月
角膜映光	正位	正位	正位
三棱镜+交替遮盖	远距：正位；近距：正位	远距：正位；近距：正位	远距：正位；近距：正位
眼球运动	右眼内上转亢进好转（+1），内下转不足好转（-1），外下转不足好转（-1），余双眼各方向眼球转动可	右眼内上转亢进好转（+1），内下转不足好转（-1），外下转不足好转（-1），余双眼各方向眼球转动可	右眼内上转和外下转基本到位，内下转仍不足（-1），余双眼各方向眼球转动可
同视机主观斜视角	未查	+2°~+5°	不稳定
同视机客观斜视角	未查	+1°	0°
TNO立体视	未查	无	无
Titmus立体视	未查	无	无
OPTEC3500远距立体视	未查	无	无
Worth 4点灯	未查	远距：4点；近距：4点	远距：4点；近距：2点或3点

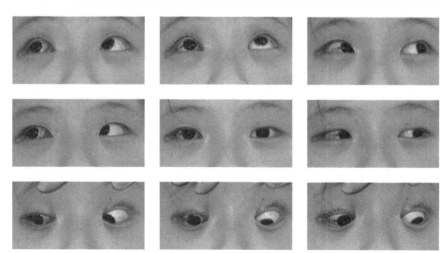

图12-5　术后1周眼位照相

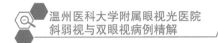 病例分析

【病例特点】

（1）青年女性，发现歪头视物10年，头向左肩倾斜。

（2）专科检查。HT：－10°R/L10°@ N&D；CT：右眼由外上转至正，左眼由外下转至正；EOMS：右眼向内上方转动亢进（＋3），向内下方转动不足（－2），向外下方转动不足（－2）。三棱镜＋交替遮盖（SC＝CC）：REF＝LEF －40$^\triangle$R/L20$^\triangle$@ 33 cm，－30$^\triangle$R/L20$^\triangle$@ 5 m。

（3）特殊检查。同视机检查：主觉单眼抑制；他觉正前－20°R/L15°；Worth4点：2点或3点@ N&D；代偿头位：头向左肩偏斜；Bielschowsky歪头试验：右侧（＋）；术前眼底照相：未见明显旋性改变；术前眼眶CT检查如图12－3所示：右眼下直肌纤薄，解剖位置比较靠后。

【诊断思路】

该患者代偿头位为头向左肩倾斜，右眼内下转明显不足，伴有外下转不足，右侧歪头试验阳性，容易误诊为右眼上斜肌麻痹。该患者排除右眼上斜肌麻痹也是在术前眼眶影像学检查发现右眼下直肌纤薄，术中探查发现右眼下直肌纤细、附着在赤道部以后。"右眼下直肌不全麻痹（右眼下直肌发育不良）；双眼屈光不正"诊断明确。需与其他上斜视相鉴别。

【鉴别诊断】

（1）先天性上斜肌麻痹：在双眼视觉反射充分建立之前，临床表现为患眼上斜视和代偿头位，因有代偿头位可在一定范围内保持双眼单视或交替注视，一般视力较好，易被忽视。

 笔记

（2）先天性下直肌缺如：多在出生后或出生后数月被发现，主要表现为患眼上斜视且眼球不能下转，随年龄增长上直肌出现不同程度的挛缩，上斜视呈进行性加重。

【治疗思路】

（1）术前应完善眼眶 CT 或 MRI 等影像学检查，来辅助诊断。

（2）术前行被动牵拉试验：上直肌明显挛缩亢进，以致眼球不能下转或仅达中线，则需要减弱上直肌。如果挛缩不明显，可以不用动上直肌。

（3）手术方式：外直肌后退＋内直肌缩短来矫正外斜，下斜肌前转位＋反向 Knapp 来矫正上斜及改善下转。

（4）手术中尽可能保留血管分布较多的直肌，以避免眼前节缺血的发生。

【疾病介绍】

先天性眼外肌发育不良是一种较为罕见的斜弱视疾病，常见于颅面骨畸形综合征（H-S 综合征），以单侧眼外肌发育不良常见，临床上以下直肌发育不良报道最多见。先天性下直肌发育不良是一种发病率低、临床较为罕见的先天性眼外肌发育异常。

本病与先天性下直肌完全性麻痹的发病时间、症状及体征相似，上直肌挛缩的继发性过程亦完全相同，临床上难以鉴别；牵拉试验仅能鉴别上直肌及其筋膜的纤维化等发育异常所导致的限制性上斜视，不能对下直肌发育不良或者下直肌的完全麻痹做出鉴别。眼眶 CT 或 MRI 等影像学的检查可对该病的诊断予以提示，以 MRI 检查更可靠。最终的确诊要依赖手术中下直肌探查予以证实。

胚胎发育过程中，下直肌、下斜肌和外直肌的下半部分共同来源于下中胚层复合体，而其余的眼外肌包括提上睑肌来源于上中胚层复合体。因此，下直肌先天性发育不良常伴有下斜肌附着点的异常。本例患者手术时似乎未见下斜肌明显异常，但其附着点也没有刻意探查。

手术是改善外观及眼球运动的唯一途径。可选择内外直肌部分移位，也可选下斜肌转位，前者可显著改善下直肌功能，但有引起眼前节缺血的风险。目前的手术治疗方式单纯上直肌后徙术、上直肌后徙联合内外直肌转位术、利用眶下缘骨膜的缝线固定术或上直肌后徙加下斜肌转位术。本例患者采取下斜肌减弱手术＋内外直肌手术＋反向 Knapp 术，矫正水平斜视的同时改善垂直斜视，改善外下转眼位，术后结果显示代偿头位基本改善，第一眼位斜视良好矫正，但内下转和正下方仍有不足。

余新平主任点评　中山大学中山眼科中心

上斜视除了上斜肌麻痹外，也常见有下直肌的功能异常，包括下直肌发育异常。下直肌发育异常是临床上比较罕见的斜视疾病。该病例术前眼眶 CT 显示右眼下直肌解剖位置靠后，术中探查发现下直肌附着点位于赤道后部且肌肉组织纤细，结合术前影像学和术中手术探查才能确诊。若该患者术前未行影像学检查极易误诊为下直肌缺如，因此详细的眼眶影像学检查在斜视的诊疗中有重要作用。由于该病例下直肌发育异常，因此选择下斜肌前转位合并反向Knapp 术，利用水平肌肉的转位来矫正垂直斜视、改善下转位作用，基本矫正了患者的代偿头位和第一眼位斜视，然而下方注视仍有不足，其远期矫正效果仍需要观察。

参考文献

1. LIN P Y, YEN M Y. Congenital absence of bilateral inferior rectus muscles：a case report. J Pediatr Ophthalmol Strabismus, 1997, 34(6)：382 – 384.

2. TAYLOR R H, KRAFT S P. Aplasia of the inferior rectus muscle. A case report and review of the literature. Ophthalmology, 1997, 104(3)：415 – 418.

3. KUSHNER B J. The effect of anterior transposition of the inferior oblique muscle on the palpebral fissure. Arch Ophthalmol, 2000, 118(11)：1542 – 1546.

4. GAMIO S, TARTARA A, ZELTER M. Recession and anterior transposition of the inferior oblique muscle［RATIO］to treat three cases of absent inferior rectus muscle. Binocul Vis Strabismus Q, 2002, 17(4)：287 – 295.

5. ASTLE W F, HILL V E, ELLS A L, et al. Congenital absence of the inferior rectus muscle—diagnosis and management. J AAPOS, 2003, 7(5)：339 – 344.

6. PIMENIDES D, YOUNG S, MINTY I, et al. Familial aplasia of the inferior rectus muscles. J Pediatr Ophthalmol Strabismus, 2005, 42(4)：222 – 227.

7. MATSUO T, WATANABE T, FURUSE T, et al. Case report and literature review of inferior rectus muscle aplasia in 16 Japanese patients. Strabismus, 2009, 17(2)：66 – 74.

8. ALMAHMOUDI F, KHAN A O. Inferior oblique anterior transposition for the unilateral hypertropia associated with bilateral inferior rectus muscle aplasia. J AAPOS, 2014, 18(3)：301 – 303.

（戴志岳　整理）

病例 13
右眼限制性下斜视

病历摘要

【基本信息】

患者，男性，77 岁。

主诉：双眼视物重影半年。

现病史：患者半年前无明显诱因出现双眼视物重影，视近时明显，伴右眼上转困难，无歪头视物，无眯眼视物，无眼红眼痛，无畏光流泪等。未行诊治。半年来自觉视物重影无明显加重或缓解，今为进一步诊治，来我院就诊，门诊拟"右眼限制性下斜视"收入院，拟手术治疗。

既往史：发现甲状腺功能亢进症、2 型糖尿病、高血压等疾病

笔记

4 余年，目前服用抗甲状腺药物及降糖降压药物（具体用药不详），自诉病情及血压血糖控制尚可。4 余年前因"冠心病"行手术治疗（具体不详）。

【眼科检查】

眼科检查，见表 13 - 1。

表 13 - 1　眼科检查

检查项目	检查结果	
裸眼视力	右眼 0.6	左眼 0.5
眼科常规	双眼结膜无明显充血，角膜透明，前房深清，晶状体透明。眼底：C/D0.3，视网膜平伏，中心凹反光可见。	
眼底照片看旋转	右眼外旋改变	左眼内旋改变
角膜映光	L/R15°	

三棱镜 + 交替遮盖

	REF	LEF
SC	$-6^{\triangle}$ L/R25$^{\triangle}$ @ N； L/R20$^{\triangle}$ @ D	$-6^{\triangle}$ L/R25$^{\triangle}$ @ N； L/R20$^{\triangle}$ @ D

检查项目	检查结果	
眼球运动	右眼外上转受限（-2），内上转受限（-1），余双眼各方向眼球转动可	
歪头试验	双侧(-)	
代偿头位	无	
同视机主观斜视角	不配合	

同视机客观斜视角

	L/R17°	
	+2°L/R15°	
	L/R20°	
	LEF	

检查项目	检查结果	
TNO 立体视	无	
Titmus 立体视	无	
OPTEC3500 远距立体视	无	
Worth 4 点灯	远距：2 点或 5 点	近距：2 点或 5 点

【辅助检查】

（1）术前眼位照相，见图 13 - 1。

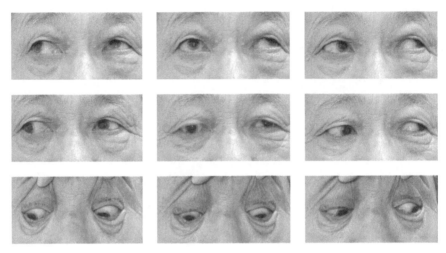

图 13 – 1　术前眼位照相

（2）术前眼底照相（图 13 – 2）：未见明显旋转性改变。

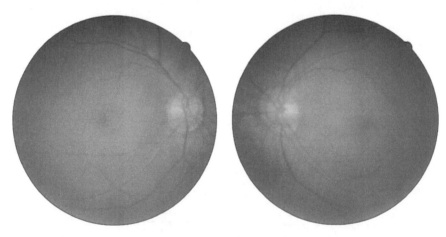

图 13 – 2　术前眼底照相

（3）术前眼眶 CT（图 13 – 3）：右侧眼外肌肌腹明显增粗，尤其以下直肌明显，符合甲状腺相关眼病。

【诊断】

（1）右眼限制性下斜视。

（2）双眼甲状腺相关性眼病。

（3）双眼糖尿病性白内障。

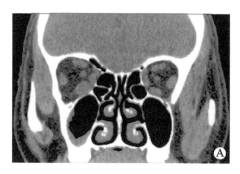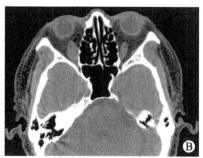

A. 术前眼眶 CT 冠状位；B. 术前眼眶 CT 水平位。

图 13－3　术前眼眶 CT

（4）2 型糖尿病。

（5）高血压病。

【治疗及随访】

（1）告知患者疾病特点及预后。

（2）建议患者行"右眼下直肌调整缝线后退术"。

（3）手术开始前被动牵拉试验发现右眼下直肌明显受限。术中右眼下直肌后退 7 mm。

（4）术后复查眼科检查结果如图 13－4、表 13－2 所示。

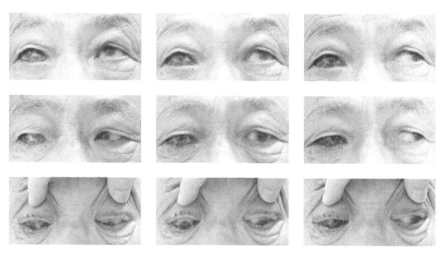

图 13－4　术后第 1 天眼位照相

表 13 – 2　术后第 1 天、1 周、1 个月和 2 个月眼科检查

检查项目	检查结果			
	术后第 1 天	术后 1 周	术后 1 个月	术后 2 个月
角膜映光	正位	正位	正位	正位
三棱镜 + 交替遮盖	远距：正位； 近距：正位	远距：正位； 近距：正位	远距：正位； 近距：正位	远距：正位； 近距：正位
眼球运动	右眼上转不足 好转，眼球运 动基本到位	双眼各方向 眼球转动基 本到位	双眼各方向 眼球转动基 本到位	双眼各方向 眼球转动基 本到位
同视机主观斜视角	未查	单眼抑制	+3°	+5°R/L2°
同视机客观斜视角	未查	+4°L/R4°	+3°	+4°R/L3°
TNO 立体视	未查	>480″	480″	无
Titmus 立体视	未查	3500″	400″	无
OPTEC3500 远距立 体视	未查	无	无	无
Worth 4 点灯	未查	远距：4 点； 近距：4 点	远距：4 点； 近距：4 点	远距：4 点； 近距：5 点

病例分析

【病例特点】

（1）老年男性，发现甲状腺功能亢进 4 年，双眼视物重影半年。

（2）专科检查。HT：L/R15°@ N&D；CT：右眼外下转正，左眼外上转正@ N&D；EOMS：右眼外上转受限（ –2），内上转受限（ –1），余双眼各方向眼球转动可；三棱镜 + 交替遮盖（SC）：REF = LEF –6$^\triangle$L/R25$^\triangle$@ 33 cm，L/R20$^\triangle$@ 5 m。

（3）特殊检查。同视机检查，主觉：不配合；他觉：正前 +2°L/R15°，上转 L/R17°，下转 L/R20°。立体视检查，TNO：无；Titmus：无；OPTEC3500：无；Worth 4 点：2 点或 5 点@ N&D；代

偿头位：无；Bielschowsky 歪头试验：双侧（－）；眼底照相：未见明显旋转性改变；头颅及眼眶 CT：右侧眼外肌肌腹明显增粗，符合甲状腺相关眼病。

【诊断思路】

患者 77 岁，为老年男性，半年前发现双眼视物重影。发现甲状腺功能亢进症、糖尿病、高血压病 4 余年。该患者为垂直复视，右眼上转明显受限，且眼眶 CT 提示右眼下直肌明显增粗。"右眼限制性下斜视；双眼甲状腺相关性眼病；双眼糖尿病性白内障；2 型糖尿病；高血压"诊断明确。

【鉴别诊断】

（1）外伤性眶壁骨折：有外伤史，眼眶 CT 显示眶壁骨折，患者否认既往外伤史，可排除。

（2）固定性斜视：是表现为单眼或双眼固定在某一眼位，不能向其他方向转动的一种特殊斜视，通常认为是先天性肌纤维化引起。根据患者专科检查及病史可排除。

【治疗思路】

（1）术前应完善眼眶 CT 或 MRI 等影像学检查，来辅助诊断。

（2）术前行被动牵拉试验，判断病变肌肉的限制运动的程度。再行主动收缩试验，判断病变肌肉的拮抗肌的收缩能力。

（3）根据被动牵拉试验和主动收缩试验的结果，来制定手术方案，单纯行限制肌的减弱术。因此本例患者选择右眼下直肌后退术。

【疾病介绍】

甲状腺相关性眼病（thyroid-associated ophthalmopathy，TAO）是一种复杂的自身免疫性疾病。它分为两个阶段，先有一个活跃的

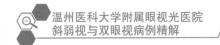

炎症期，然后进入一个持久的非活跃的纤维化期，除了其他炎症和充血性的体征和症状外，还会产生眶周组织水肿、眼球突出、眼睑退缩、眼压升高的典型临床表现，逐渐导致眼外肌增粗肥大，最终纤维化等一系列眼内及眼附属器的组织病理改变。特别是患者由于不同眼外肌的受累程度不同，眼外肌的作用失去平衡，使眼位出现异常，最终出现斜视、复视、眼球运动障碍及代偿头位等症状，对患者的生活造成比较大的困扰。TAO病因可能是多因素的，由遗传和环境因素共同导致。TAO具有一定的遗传易感性，眼眶中的淋巴细胞、成纤维细胞、脂肪细胞、眼眶中血清细胞因子和球后组织中的细胞因子是TAO发病的重要因素。

TAO患者导致的限制性斜视（restrictive strabismus）是临床上处理难度较大的一种特殊类型斜视，常累及多条眼外肌，眼外肌受累的顺序从高到低依次为：下直肌、内直肌、上直肌和外直肌，斜肌很少受累。由于下直肌受累最为常见，多数TAO患者以复视为主诉，表现为眼球上转受限，第一眼位为垂直斜视。该斜视特征是：①复视像分离最大的方向和眼球运动受限最大的方向相同。②受累的眼外肌其被动牵拉试验呈阳性。③手术及病理检查可证实受累眼外肌体积明显增大，颜色多为深红色，肌肉僵直，弹性减弱，萎缩或纤维化。TAO病变活动期炎性反应明显，应先行糖皮质激素或放射等治疗，静止期眼球运动受限，甚至眼球固定，病情相对稳定，可选择手术治疗。

由于受累眼外肌的拮抗肌做缩短术会使眼球运动受限加重，眼球后压，视神经损害加重，导致视功能进一步下降，故忌做拮抗肌的缩短术，而应选择受累眼外肌的后退术。由于部分患者一条或多条眼外肌受累，故手术效果尽可能做第一眼位及向下注视的眼位消除复视。TAO的手术治疗可分为眼眶手术、眼外肌手术和眼睑手术。首先要做的是眼眶手术，它会影响到眼位的改变，再做眼外肌手术矫正斜视，最后做眼睑手术改善眼睑退缩等问题。

余焕云主任点评   温州医科大学附属眼视光医院

本例患者病史中有典型的甲状腺功能亢进及用药控制史，眼部症状主要以双眼复视缓慢加重为主要表现，眼球运动检查见右眼外上转受限制（－2），眼眶 CT 扫描提示右眼下直肌肌腹明显增粗，右眼限制性下斜视（甲状腺相关眼病引起）诊断即可确立。甲状腺相关眼病引起的限制性斜视在临床上也属于复杂性、难治性斜视的范畴，其复杂性主要表现在一方面部分患者肌肉病变严重、限制明显导致手术操作困难，手术效果不理想；另一方面就是后续拮抗肌或对侧眼肌肉也可能发生病变而导致远期效果不确定。该类型斜视患者原则上只做受限制肌肉的减弱（后退乃至离断术），不能做拮抗肌的加强手术，以免引起新的限制。同时，还要注意的是下直肌后退术式可能会引起手术眼下睑退缩，术前应该充分告知患者，术中尽量注意把下直肌周围的筋膜组织缝回肌止端，可以一定程度减轻下睑退缩。

参考文献

1. MOURITS M P, PRUMMEL M F, WIERSINGA W M, et al. Clinical activity score as a guide in the management of patients with Graves' ophthalmopathy. Clin Endocrinol (Oxf), 1997, 47(1): 9 – 14.

2. KARHANOVA M, KOVAR R, FRYSAK Z, et al. Correlation between magnetic resonance imaging and ultrasound measurements of eye muscle thickness in thyroid-associated orbitopathy. Biomed Pap Med Fac Univ Palacky Olomouc Czech Repub,

2015, 159(2): 307 – 312.

3. AKBARI M R, MIRMOHAMMADSADEGHI A, MAHMOUDZADEH R, et al. Management of thyroid eye disease-related strabismus. J Curr Ophthalmol, 2020, 32 (1): 1 – 13.

4. HUANG Y, FANG S, LI D, et al. The involvement of T cell pathogenesis in thyroid-associated ophthalmopathy. Eye (Lond), 2019, 33(2): 176 – 182.

5. LEHMANN G M, FELDON S E, SMITH T J, et al. Immune mechanisms in thyroid eye disease. Thyroid, 2008, 18(9): 959 – 965.

6. DAL CANTO A J, CROWE S, PERRY J D, et al. Intraoperative relaxed muscle positioning technique for strabismus repair in thyroid eye disease. Ophthalmology, 2006, 113(12): 2324 – 2330.

7. NGUYEN V T, PARK D J, LEVIN L, et al. Correction of restricted extraocular muscle motility in surgical management of strabismus in graves' ophthalmopathy. Ophthalmology, 2002, 109(2): 384 – 388.

（戴志岳　整理）

病例 14
先天性运动缺陷性眼球震颤

病历摘要

【基本信息】

患者，男性，12 岁。

主诉：双眼眼球颤动伴左侧歪头视物 12 年。

现病史：12 年前患者出生后不久，家长发现患者双眼不自主的眼球颤动并伴有左侧歪头视物，无眯眼视物，无眼红及眼痛，一直未予诊治。自发病以来，患者眼球震颤和歪头视物症状无明显变化，遂来我院就诊，门诊拟"先天性运动缺陷性眼球"收入院，拟手术治疗改善头位。

【眼科检查】

术前眼科检查，见表 14 - 1、图 14 - 1 ~ 图 14 - 3。

表 14 –1　眼科检查

检查项目	检查结果	
裸眼视力	右眼 0.5 左眼 0.3	双眼 0.2（头位正） 双眼 0.9（歪头位）
检影验光	右眼： +0.50/ −0.50×180	左眼： +0.50/ −0.50×180
眼颤描述	水平冲动型 眼颤幅度约 16°，频率约 3 Hz	
代偿头位	面向左转约 30°～45°视线向右	
头位扭转角	约 40°～45°	
眼震值	约 7 mm	
角膜映光法	正位	
交替遮盖	双眼外到正	
眼球运动	双眼协调，快相左侧，慢相右侧	
歪头试验	双侧（−）	

三棱镜 + 交替遮盖		33 cm	5 m
	REF	−20$^\triangle$	−16$^\triangle$
	LEF	−20$^\triangle$	−16$^\triangle$

同视机检查	上方：−5°；正前方 −5°；下方 −5°L/R2°
同视机融合功能	融合点 −5°，发散 −5°，集合 +12°
TNO 立体视	480″
Titmus 立体视	100″
OPTEC6500 立体视	200″

【诊断】

（1）双眼先天性运动缺陷性眼球震颤。

（2）外隐斜。

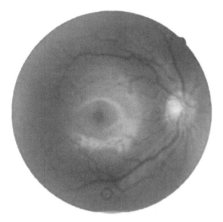
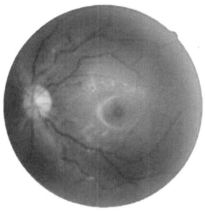

图 14 - 1 术前眼底照相

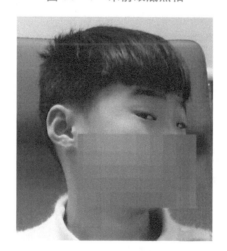

图 14 - 2 术前注视前方时代偿头位

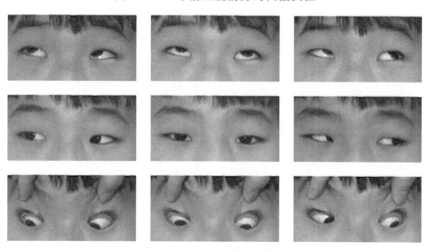

图 14 - 3 术前眼位照相

【治疗和随访】

手术治疗：全身麻醉下行眼球震颤头位矫正术。手术量：右眼外直肌后退 7 mm + 内直肌缩短 7 mm，左眼内直肌后退 5 mm + 外直肌缩短 9 mm。

术后眼科检查，见图 14 - 4 ~ 图 14 - 6、表 14 - 2。

术后 1 个月头位：日常正位，专注注视小目标面向左偏 15°。

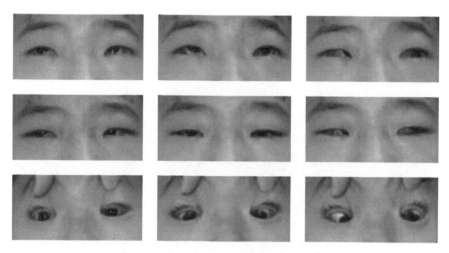

图 14 - 4　术后第 1 天眼位照相

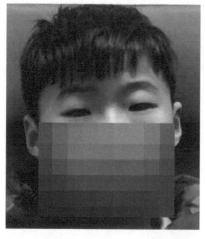

图 14 - 5　术后 1 个月日常头位

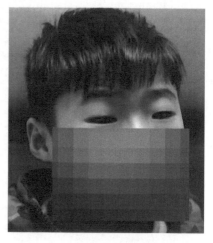

图 14 - 6　术后 1 个月专注看前方小视标头位

表 14 –2　术后 1 个月检查

检查项目	检查结果	
裸眼视力	右眼 0.5 左眼 0.3	双眼 0.6（头位正） 双眼 0.9（歪头位）
屈光度	右眼检影：＋0.50/ −0.50×180；左眼检影：＋0.50/ −0.50×180	
眼颤描述	水平冲动型 眼颤幅度约 13°，频率约 3 Hz	
代偿头位	面向左侧约 15°注视前方	
头位扭转角	约 15°	
眼震值	约 1.5 mm	
映光法	正位	
交替遮盖	外到正微动（近处）；基本不动（远处）	
眼球运动	各方向转动基本到位，转动灵活	

三棱镜＋交替遮盖		33 cm	5 m
	REF	−4△	0△
	LEF	−4△	0△

同视机检查	上方：−1°；正前方−1°；下方−1°
同视机融合功能	融合点−1°，发散−6°，集合+15°
TNO 立体视	480″
Titmus 立体视	100″
OPTEC6500 立体视	200″

病例分析

【病例特点】

（1）患者 12 岁，自幼双眼眼颤伴歪头视物。

（2）头位正时双眼视力 0.2，歪头位时双眼视力 0.9，中间带明显。

（3）头位扭转角约 45°，眼震值约 7 mm。

（4）有外隐斜：$-16^{\triangle}@D$，$-20^{\triangle}@D$。

（5）双眼视功能可。

【诊断思路】

患者 12 岁，自幼眼颤伴歪头视物，眼球呈水平冲动性震颤，无眼部器质性病变。这类眼颤多为先天性运动缺陷性眼球震颤。患者头位视力时较正前方视力明显提高，眼球运动检查可见中间带，且头位稳定。"双眼先天性运动缺陷性眼球震颤；外隐斜"诊断明确。需与其他眼球震颤类型相鉴别。

【鉴别诊断】

（1）先天性感觉缺陷性眼球震颤：由于先天性白内障、黑蒙等视觉缺陷所致的眼球运动系统异常，震颤类型为水平钟摆型。

（2）隐性眼球震颤：双眼睁开时无眼球震颤，当遮盖一眼时出现冲动性眼球震颤。

（3）眼球震颤阻滞综合征：为先天性冲动性眼球震颤合并内斜视。注视眼内斜视可以减轻或消除眼球震颤。

（4）后天性眼球震颤：由于视力严重丧失、中毒或代谢性疾病、神经性疾病等引发的后天性眼球震颤。

【治疗思路】

患者年龄 12 岁，视力发育成熟。眼颤幅度、头位稳定。视力正前方双眼注视 0.2，歪头位时 0.9，中间带明确且唯一。头位扭转角 40°~45°，有融合及立体视功能。因头位三棱镜等保守治疗方式改善很有限，需采用手术治疗方式。因患者头位扭转角过大，结合患者自身存在外隐斜，故设计"右眼外退 7 mm 内缩 7 mm + 左眼内退 5 mm 外缩 9 mm"。以期获得最大的头位改善并矫正外隐斜。

【疾病介绍】

　　眼球震颤是双眼节律性、不自主的、常呈共轭性的异常摆动。根据发病年龄分为先天性和后天性。根据固视机制分为知觉缺陷型和运动缺陷型。按照节律分为钟摆型和冲动型。按照方向分为水平、垂直、旋转、斜向、混合性等。先天性感觉缺陷型眼球震颤约占先天性眼球震颤的80%，是由于先天性白内障、黑蒙等视觉缺陷所致的眼球运动系统异常，为水平钟摆型。先天性运动缺陷性眼球震颤（congenital motor defect nystagmus，MDN）又称先天性特发性眼球颤（congenital idiopathic nystagmus，CIN）或称婴幼儿眼球震颤综合征（infantile nystagmus syndrome，INS），发病原因不明，与遗传相关，发病率是1/1500～1/1000。眼球震颤类型多为水平冲动型，表现为快相和慢相。多存在中间带，在中间带时，眼球震颤幅度最小，甚至消失。所以为了看清正前方的目标，患者会改变头位，使中间带朝向正前方，代偿头位主要是面部左右转。

　　MDN患者有如下临床特征：①水平冲动型，单眼震颤较双眼明显，看远较看近明显。②在眼球运动慢相方向上存在眼球震颤明显减轻甚至眼球震颤消失的中间带。有时存在2个中间带。③视物时有明显代偿头位，视线指向中间带，视近头位可消失。④中间带时视力明显提高，双眼视力明显好于单眼视力，患者一般有0.1以上矫正视力，视力与震颤幅度和速度直接相关。⑤随着年龄的增长眼球震颤有减小的趋势。⑥集合状态可使眼球震颤幅度减轻。

　　先天性特发性眼球震颤可以通过手术治疗改善眼球震颤速度、幅度或移位中间带纠正头位。

　　中间带移位手术是普遍开展的针对眼球震颤的手术方式，目前主要是3种方法。①Anderson法：减弱慢相肌肉，将水平中间带移到前方。改良Anderson法是根据扭转角的大小，对慢相侧的一对配偶肌做超常量后徙。②Kestenbaum 法：削弱慢相侧的一对配偶肌和增强快相侧的一对配偶肌。③Parks（5-6-7-8）手术方式：对于代偿头位 25°～35°患者，Parks 改良 Kestenbaum 手术，提出慢相侧一对配偶肌外直肌后徙 7 mm，内直肌后徙 6 mm，快相侧一对配偶肌外直肌截 8 mm，内直肌截 5 mm。此方法可以有效改善代偿头位，增加第一眼位视力。

张芳主任点评 温州医科大学附属眼视光医院

目前主张 MDN 中间带移位术在视力发育成熟后进行，一般 5～9 岁后为妥。术前应行屈光度、视力、代偿头位、眼震值、头位扭转角、三棱镜耐受实验等检查。头位扭转角如小于 20°，可配戴 $5^\triangle$～$7^\triangle$尖端指向中间带方向的棱镜；头位扭转角如大于 20°，可配戴 $8^\triangle$或较高度数压贴三棱镜。手术设计双眼正位，按双眼手术量和相等设计，如右眼内退 5 mm、外缩 8 mm，左眼外退 7 mm、内缩 6 mm。如合并斜视，头位扭转角在主导眼上手术，斜视眼以代数和方法计算手术量。远、近中间带不一致，一般要看患者经常用的头位。

参考文献

1. CESTARI D M. 斜视手术病例解析. 天津：天津科技翻译出版有限公司, 2017, 1.

2. GUNTER K. VON NOORDEN. 斜视诊治思路与策略. 长沙：中南大学出版社, 2017, 6.

3. 谢小华, 吕露, 陈英, 等. 眼球震颤诊治进展. 国际眼科杂志, 2019, 19(5): 5.

4. 韩惠芳, 代书英, 孙卫锋. 改良 Andenson 法治疗儿童先天性特发性眼球震颤. 中国实用眼科杂志, 2015, 33(2): 3.

笔记

5. 赫雨时. 斜视. 天津：天津科学技术出版社，1982.

6. 张劲茹，刘永华，李晓燕，等. 调整 Parks 法治疗有代偿头位的先天性眼球震颤. 眼科新进展，2007，27(10)：2.

7. 杨红，阴正勤. 眼球震颤的诊断与治疗研究进展. 眼科新进展，2012，32(5)：4.

（李以跑　整理）

病例 15
Duane 眼球后退综合征

病历摘要

【基本信息】

患者，男性，6 岁。

主诉：歪头视物 5 年。

现病史：患者 5 年前无明显诱因下出现歪头视物，面向右转，向左视物，伴畏光，无双眼视物重影，无眼球转动困难，当时未予重视未诊治，1 年前曾至我院杭州院区就诊，诊断为"左眼眼球后退综合征"，予以三棱镜治疗，歪头视物部分改善，但近来患者家属认为歪头视物明显影响外观，遂来我院就诊，拟行手术治疗。

【眼科检查】

眼科检查，见表 15 - 1。

笔记

表 15 - 1　眼科检查

检查项目	检查结果	
裸眼视力	右眼 1.0	左眼 1.0
主觉验光	右眼 +0.5/ -0.5×180 = 1.0	左眼 +0.75 = 1.0
角膜映光	正前方 -10°，可控制正位	

三棱镜 + 交替遮盖

	REF	LEF
SC	$-8^{\triangle}$@D；$-20^{\triangle}$@N	$-8^{\triangle}$@D；$-20^{\triangle}$@N
CC	$-8^{\triangle}$@D；$-20^{\triangle}$@N	$-8^{\triangle}$@D；$-20^{\triangle}$@N

检查项目	检查结果	
代偿头位	面向右转，视线向左	
同视机主观斜视角	(SC)REF -2°	
同视机客观斜视角	(SC)REF 正前：-7°	向左看：R/L1°，向右看：-6°
同视机融合范围	3°融合画片，融合点 -5°	
TNO 立体视	240″	
Titmus 立体视	100″	
OPTEC3500 远距立体视	无	
Worth 4 点灯	远距：4 点	近距：4 点

（1）九方位照相（图 15 - 1）及头位照相（图 15 - 2）如下。

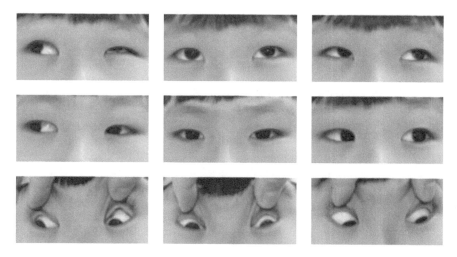

图 15 - 1　患者九方位照相

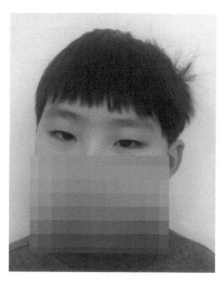

图 15 -2　患者头位照相

【诊断】

左眼 Duane 眼球后退综合征（Ⅱ型）。

【治疗及随访】

（1）告知患者及家属疾病特点及预后，征得本人手术知情同意。

（2）全身麻醉下行"左眼外直肌 Y 型后退术"，术中牵拉试验内直肌限制明显，外直肌无明显限制，将外直肌从止端离断后，沿肌肉断端中心向后劈开肌肉约 10 mm 长，再将肌肉上下两部分止端分别固定于原附着点上下方并后徙 5 mm。

（3）术后代偿头位基本改善，随访 1 年，效果稳定。

术后斜视眼科检查见表 15 -2，术后 1 年眼位照相（图 15 -3）和头位照相（图 15 -4）。

笔记

表 15 -2   术后斜视眼科检查

检查项目	检查结果	
裸眼视力	右眼 1.0	左眼 1.0
三棱镜检查	REF $0^{\triangle}$；LEF $-10^{\triangle}$@ N；REF $0^{\triangle}$；LEF $-8^{\triangle}$@ D	
眼球运动	左眼内转到位，内转时睑裂缩小、眼球后退，上射现象改善，外转不足 -1，外转时睑裂开大	
代偿头位	无	
同视机主观斜视角	(SC)REF $-2°$	
同视机客观斜视角	(SC)REF 正前：$-1°$	向左看：$+5°$，向右看：$-3°$
同视机融合范围	$3°$融合画片，融合点 $-5°$	
TNO 立体视	$120''$	
Titmus 立体视	$60''$	
OPTEC3500 远距立体视	无	
Worth 4 点灯	远距：4 点	近距：4 点

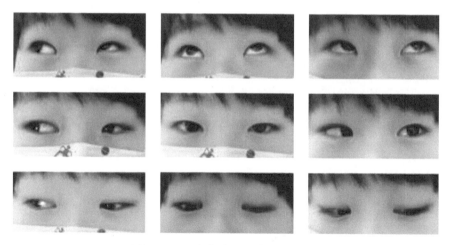

图 15 -3   患者术后 1 年眼位照相

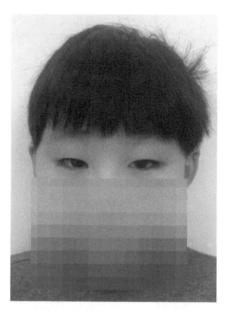

图 15 – 4   患者术后 1 年头位照相

病例分析

【病例特点】

（1）男性，6 岁，发现歪头视物 5 年。

（2）第一眼位外斜视。

（3）典型眼球运动异常：左眼内转不足 –2，内转时睑裂缩小、眼球后退伴上射，外转轻微不足，外转时睑裂开大。

（4）代偿头位，头歪向健侧，采取代偿头位时斜视角减少，向患侧歪头时斜视角度加大。

【诊断思路】

该男性患者自幼出现向右侧歪头视物，第一眼位外斜视，代偿头位时外斜眼位减轻，具有典型的眼球运动问题：左眼内转不足，内转时睑裂缩小，眼球后退伴上射，外转时睑裂开大。诊断"左眼 Duane 眼球后退综合征 II 型"明确。

【鉴别诊断】

（1）婴儿型内斜视：婴儿型内斜视为出生6月龄前出现的一类原因不明且与屈光度数无关的恒定性内斜视，一般斜视角度大而稳定，眼球运动基本正常或存在假性外展不足的表现。Duane眼球后退综合征Ⅰ型由于内斜视，外转受限，经常被误诊断为婴儿型内斜视，鉴别点为有无内转时眼球退缩，有无眼球转动时睑裂变化，以及牵拉试验和肌电图报告。

（2）外展神经麻痹：外展神经麻痹患者第一眼位为内斜视，外转不足，单侧外直肌麻痹常常伴有典型的代偿头位，即面部转向麻痹眼侧。Duane眼球后退综合征Ⅰ型患者也存在内斜视，外转不足及代偿头位（面朝向患侧），但在眼球运动同时伴随眼球退缩睑裂变化，或者做牵拉试验来鉴别。

（3）动眼神经麻痹：先天性动眼神经麻痹导致内直肌麻痹，表现为第一眼位外斜视，内转不足，代偿头位为面转向健侧。Duane眼球后退综合征Ⅱ型患者也存在外斜视，内转不足及代偿头位（面朝向健侧），但在眼球运动同时伴随眼球退缩睑裂变化，或者做牵拉试验来鉴别。

（4）先天性眼外肌纤维化：也称为先天性脑神经异常支配疾病（CCDDs）中的一个类型，为一种少见的先天性的限制性斜视，表现为非进行性的多条眼外肌纤维化，可伴随上睑下垂，特殊头位（抬下颌视物），被动牵拉试验阳性，根据基因检测位点分为不同类型，表现为不同的斜视体征。Duane眼球后退综合征和先天性眼外肌纤维化属于同一个疾病范畴，但发病机制主要由于第6对脑神经（展神经）、神经核及所支配的肌肉的先天异常或异常神经支配引起，主要表现为水平斜视和水平肌的眼球运动障碍，伴有代偿头位，可以鉴别。

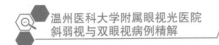

【治疗思路】

（1）门诊首诊斜视伴眼球运动障碍的患者，在观察斜视角度及眼球运动的同时，也应该关注睑裂和眼球后退的情况，可以行牵拉试验帮助诊断。

（2）如果凭体征难以明确诊断，可以加行电生理检查，肌电图检查显示异常神经放电。

（3）Duane 眼球后退综合征属于 CCDDs 类疾病，所以可能混杂 CCDDs 特征，如伴发下颌瞬目综合征、鳄鱼泪，需要关注相关病史和体征。

（4）轻症如果第一眼位正位，无代偿头位，无上下射者原则上不必手术，定期门诊随访。

（5）对于第一眼位明显斜视，伴随代偿头位，或内转时的眼球后退、睑裂缩小、眼球上下射的患者给予斜视矫正手术治疗。

【疾病介绍】

Duane 眼球后退综合征属于 CCDDs 中的一个类型，在一般人群中少见，单眼多于双眼，左眼多于右眼，女性多于男性。该疾病最先是 1905 年由 Duane 报道，主要临床特征为眼球内转或企图内转时眼球后退，内转时睑裂缩小、外转时睑裂开大。眼球运动障碍主要表现为水平直肌运动障碍，可见内转时上射或者下射。

Duane 眼球后退综合征病因：妊娠期第 4 周的发育缺陷，导致外展神经核发育不良或者缺失、动眼神经异常走行错位支配外直肌。根据临床表现，可分为以下 3 类。Ⅰ型：最多见，约占 78%，眼球运动外转受限，第一眼位内斜视，外转时睑裂开大，内转时睑裂缩小、眼球后退，单侧患者可伴有代偿头位，头转向患侧；Ⅱ型：约占 10%，眼球运动内转明显受限，第一眼位多为外斜视，外

笔记

转时睑裂开大，内转时睑裂缩小、眼球后退，少数患者可伴有代偿头位，头转向健侧；Ⅲ型，约占15%，眼球运动内外转均明显受限，外转或企图外转时睑裂开大，内转或企图内转时睑裂缩小、眼球后退、眼球上下射，第一眼位可以为正位、外斜视或者内斜视。多双眼发病，肌电图表现内外直肌异常神经支配。

Duane眼球后退综合征的手术指征包括：第一眼位斜视，明显代偿头位，明显的眼球后退和上下射现象。手术方式包括直肌减弱术、垂直肌肉转位术等。术前完善眼眶影像学检查、术前牵拉试验和肌电图检查，可以帮助判断眼外肌病变程度，预测手术效果。

张芳主任点评　温州医科大学附属眼视光医院

Duane眼球后退综合征的发病率约占斜视的1%~5%左右。多数眼球后退综合征患者在眼球内转位时均存在上射和下射现象，主要与内直肌收缩时外直肌异常参与有关。近年MRI检查发现眼球上射下射现象不是由肌肉在眼球表面的滑动引起，而是眼球在肌肉间滑脱造成的结果。手术治疗眼球上射下射现象的方法有3种。①内外直肌同时后徙。②外直肌Y字劈开。③外直肌后固定术。外直肌Y字形劈开首先由Jampolsky提出，将肌肉分成两部分分别固定，能稳定肌肉的位置，减少眼球在肌肉间的滑脱，从而减少患眼内转时急速地上、下转症状。该患者正前方斜视量不大、内转时眼球后退不显著，因此单纯性行外直肌Y型后徙，术后效果良好。眼球上射应和下斜肌亢进区别，有助于术式的正确选择。术中可将外直肌从附着点处离断后，观察眼球内转时眼位变化，当出现内上转时说明合并下斜肌亢进。

参考文献

1. 胡聪. 斜视诊断详解. 北京：人民卫生出版社，2013.

2. 赵晨. 眼科临床指南解读——内斜视和外斜视. 北京：人民卫生出版社，2018.

3. JOHNSTON S C, JR E, CROUCH E R. An innovative approach to transposition surgery is effective in treatment of Duane's syndrome with esotropia. Invest Ophthalmol Vis Sci, 2016, 47：2475.

4. SCHNEIDER J L, JR E, CROUCH E R Ⅲ. An innovative approach to transposition surgery is effective in treatment of Type Ⅲ Duane's syndrome. Invest Ophthalmol Vis Sci., 2010, 51：3012.

5. DERESPINIS P A, CAPUTO A R, WAGNER R S, et al. Duane's retractionsyndrome. Surv Ophthalmol, 1993, 38：257－88.

（陈园园　整理）

病例 16
Helveston 综合征

【基本信息】

患者，女性，21 岁。

主诉：右眼向外上方偏斜 10 余年。

现病史：10 余年前发现无明显诱因出现右眼向外上方偏斜，看远的时候偏斜程度加重，伴注意力不集中时向上偏斜更明显。无视力下降，无眼红眼痛等不适。近期来我院就诊，诊断为"Helveston 综合征，双眼屈光不正"，建议配镜，并择期手术矫正眼位。

【眼科检查】

眼科检查，见表 16 – 1 和图 16 – 1。

笔记

表 16 - 1　眼科检查

检查项目	检查结果	
裸眼视力	右眼 0.15	左眼 0.7
主觉验光	右眼 - 1.75/ - 0.50 × 70 = 1.0	左眼 - 1.00 = 1.0
角膜映光	- 20°，右眼为主斜眼	
遮盖试验	双眼由外上转至正中，遮盖眼向上飘，去遮盖瞬间从外上转至正中	

三棱镜 + 交替遮盖

	REF	LEF
D	$-40^{\triangle}$ L/R$5^{\triangle}$	$-40^{\triangle}$ R/L$5^{\triangle}$
N	$-40^{\triangle}$ L/R$5^{\triangle}$	$-40^{\triangle}$ R/L$10^{\triangle}$

上转 25°：$-40^{\triangle}$
下转 25°：$-50^{\triangle}$ R/L$10^{\triangle}$

眼球运动	双眼上斜肌功能亢进
同视机主观斜视角	无同时视功能

同视机客观斜视角

$-15°$

$-16°$L/R3°

$-30°$L/R8°

REF

TNO 立体视	无	
Titmus 立体视	无	
OPTEC3500 远距立体视	无	
Worth 4 点灯	远距：右眼抑制	近距：右眼抑制

笔记

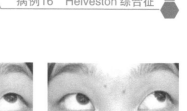
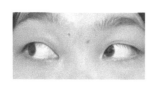
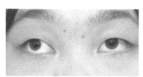
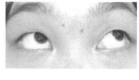
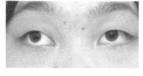
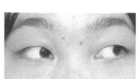
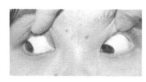
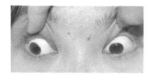
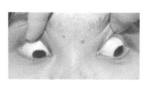

图 16 - 1 术前眼位照相

【诊断】

（1）Helveston 综合征。

（2）双眼屈光不正。

【治疗】

完善各项常规检查，排除手术禁忌证，行"双眼外直肌后退 + 下转位术"，术中将双眼外直肌后退 8 mm，将其缝于下直肌与外直肌之间的浅层巩膜壁，手术顺利（图 16 - 2）。术后 1 个月眼位照相（图 16 - 3）。

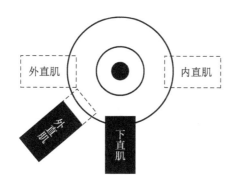

图 16 - 2 外直肌后退 + 下转位简略示意

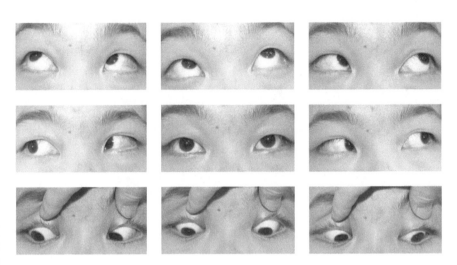

图16-3　术后1个月眼位照相

病例分析

【病例特点】

（1）患者自幼发现右眼向外上方偏斜，看远时更明显。

（2）第一眼位表现为右眼明显的外上偏斜。

（3）斜视检查：同时合并3种典型的临床体征——外斜A征、分离性垂直偏斜、上斜肌功能亢进。

（4）术前双眼视功能：单眼抑制，无立体视功能。

【诊断思路】

根据斜视检查结果，本例患者同时具有外斜A征、分离性垂直偏斜、双眼上斜肌功能亢进，因此诊断为"Helveston综合征"明确。

【鉴别诊断】

外斜A征：表现为下转的外斜角度大于上转的外斜角度10$^\triangle$以上，伴有上斜肌功能亢进和眼底内旋的表现，但无遮盖后被遮盖眼上飘，即分离性垂直偏斜的体征。

上斜肌功能亢进需要与下直肌麻痹相鉴别。两者均表现为外下方第三眼位注视时双眼的不协调性，但遮盖单眼进行眼球运动后，下直肌麻痹仍表现为外下转不足，而上斜肌功能亢进主要表现为内下转眼位的过强。

分离性垂直偏斜（DVD）需要和下斜肌功能亢进相鉴别。①DVD 患者的被遮盖眼上飘见于外转、第一眼位、内转时；下斜肌功能亢进只在内上转时出现上斜，外转眼位不出现上斜。②下斜肌功能亢进的患者以内上转眼做注视眼时，另一眼常表现为上直肌继发性不足，而 DVD 的患者另一眼也是上斜的表现。③下斜肌功能亢进的患者眼底照片显示外旋表现，而 DVD 患者眼底没有外旋。

【治疗思路】

患者第一眼位即表现为大角度的外上偏斜，手术矫正眼位是其最佳治疗方式。手术方式为"双眼外直肌后退 + 下转位术"。外直肌下转位术参考了反向 Knapp 术式中外直肌的转位方式，即将外直肌后退后缝于外直肌和下直肌之间的浅层巩膜壁（图 16 – 2）。主要是因为考虑到患者的左下和右下方眼位双眼表现的不协调性，即上斜肌功能亢进，但是从另一个角度也可以考虑此不协调可能和对侧眼下直肌功能不足相关，因此选择外直肌的下转位术增强下直肌的作用力，同时也可以解决其 DVD 的上飘问题。

【疾病介绍】

Helveston 综合征最早在 1969 年由 Helveston 提出，患者同时合并外斜 A 征、分离性垂直偏斜（DVD）、上斜肌功能亢进的这 3 种临床表现的一种综合征。DVD 是指双眼上直肌受到异常神经支配，患者在劳累，注意力不集中或者遮盖一眼融像破坏的情况下，出现了被遮盖眼不自主地向上漂移，去遮盖或者注意力集中后，上漂的眼慢慢回到正位的现象。在临床中并不罕见，报道发现 DVD 在儿童斜视中的发病率为 7.9%。由于其往往合并大角度的外斜视，下斜肌功能亢进，隐性眼球震颤等反而容易被临床忽视和漏诊。临床检查可以用半透明的遮盖板进行交替遮盖，观察被遮盖眼的上漂现象。本例患者在检查过程中发现，患者第一眼位即表现右眼向外上方偏斜，三棱镜中和外斜视量后观察到了典型的双眼在去遮盖瞬间，注视眼从上回到注视位的表现，因此符合 DVD 的表现。因此根据患者临床表现、检查结果显示，符合 Helveston 综合征的临床诊断。

根据患者复杂的临床体征，需要根据患者具体情况选择合适的手术方案。常规的手术方案是双眼外直肌后徙矫正水平斜视，联合上斜肌减弱术治疗上斜肌功能亢进及上直肌后退术治疗 DVD，但是对于大角度的外斜视，双眼外直肌后徙术可能无法矫正，尚需结合内直肌缩短术。因此部分学者认为 1 次手术涉及的眼外肌量比较大，有可能发生眼前节缺血的问题，建议分次手术。手术操作的复杂程度可想而知，分次手术给手术医生和患者造成很大的心理压力，另外上直肌后退术还可能引起上眼睑退缩的问题。因此属于各类斜视手术中难度较大，要求较高的一类手术。也有研究认为可以采用上斜肌断腱 + 下斜肌前转位 + 水平肌手术。可以有效避免眼前节缺血和分次手术的困扰。但其手术过程也同样复杂，并且属于非定量手术，对垂直斜视量不可控制。

从本例患者仅动用了 2 条外直肌，术后的眼位观察发现，不仅解决了正前方的偏斜问题，同时解决了 A 征和左下方，右下方的双眼眼球运动的不协调性。并且本术式具有以下优点：①手术过程简单易行，易掌握。②不需要动用上直肌和上斜肌，减少了手术肌肉。③不涉及同时动用 3 条直肌引起眼前节缺血的可能。

余新平主任点评　　中山大学中山眼科中心

　　Helveston 综合征包括外斜视 A 征、DVD、双眼上斜肌功能亢进，是临床较复杂的病例。一般手术方案为水平直肌手术矫正外斜视、上斜肌减弱手术矫正 A 征、上直肌后退矫正 DVD，所以手术涉及肌肉多、设计复杂。本病例开创性地采用外直肌后退＋下转位手术，借鉴了反向 Knapp 手术中外直肌下转位对下直肌功能改善的作用的机理，增强对侧眼下直肌功能以协调眼外肌运动。下转位后的外直肌对眼球上飘也有一定的抑制作用，因此该病例通过外直肌后退＋下转位手术基本矫正了患者的眼位和眼球运动异常。但外直肌下转位后可能影响了外直肌的外转作用成分，因此对水平斜视矫正的量—效关系需要重新审视并摸索规律。该手术方式的长期效果也需要认真观察研究。

参考文献

1. HELVESTON, EUGENE M. A-exotropia, alternating sursumduction, and superior oblique overaction. Am J Ophthalmol, 1969, 67(3): 377 - 380.

2. 朱丽娜，赵堪兴，杜翠琴，等. Helveston 综合征的手术治疗. 中国实用眼科杂志，2003，21(1)：2.

3. VELEZ F G, ELA-DALMAN N, VELEZ G. Surgical management of dissociated

笔记

vertical deviation with A pattern strabismus. J AAPOS, 2009, 13(1): 31 – 35.

4. AGASHE P, DOSHI A. Surgical management of Helveston syndrome (triad of A—pattern exotropia, superior oblique overaction and dissociated vertical deviation) using "Four Oblique" procedure. Indian J Ophthalmol, 2020, 68(1): 170 – 173.

（许梅萍　整理）

第二部分　弱视

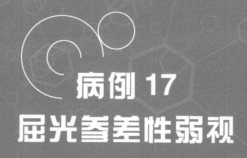

病例 17
屈光参差性弱视

病历摘要

【基本信息】

患者，女性，7岁。

主诉：体检发现左眼视力差2周。

现病史：患者2周前学校体检发现左眼视力差，无眼红眼痛，无眼前黑影飘动，无视物变形等不适，就诊于我院门诊，要求验光配镜。

【眼科检查】

眼科检查，见表17-1。

【辅助检查】

（1）眼轴长度：右眼22.28 mm，左眼20.48 mm（图17-1）。

表 17 – 1　眼科检查

检查项目	检查结果	
	右眼	左眼
屈光检查		
裸眼远视力	1.0	0.08
检影验光	PL = 1.0	+6.00 = 0.2
眼压	17.3 mmHg	17.5 mmHg
眼底检查	双眼视盘界清色红，C/D 约 0.3，血管走行可，动静脉比约 2 : 3，黄斑反光存，后极部网膜平伏，左眼注视点落于 1 环和 2 环之间。	
眼位检查		
角膜映光法		
裸眼	正位	
交替遮盖		
裸眼	正位@ N&D	
眼球运动	各方向运动到位、对称	各方向运动到位、对称

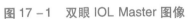

OD right

Axial Length Values

OS left

phakic

Comp. AL: 22.28 mm　(SNR= 102.7)

AL	SNR	AL	SNR
22.26 mm!	1.6		
22.29 mm	3.8		
22.28 mm	3.6		
22.30 mm	3.5		
22.26 mm	3.3		

phakic

Comp. AL: 20.48 mm　(SNR= 159.6)

AL	SNR	AL	SNR
20.49 mm	4.9		
20.49 mm	2.2		
20.49 mm	5.3		
20.47 mm	4.3		

Corneal Curvature Values

Avg: 41.11/42.51 D　SD: 0.00 mm

K1: 41.11 D @ 176°	8.21 mm	○ ×
K2: 42.56 D @ 86°	7.93 mm	○ ○
ΔD: -1.45 D @ 176°		○ ○

K1: 41.11 D @ 177°	8.21 mm	○ ×
K2: 42.51 D @ 87°	7.94 mm	○ ○
ΔD: -1.40 D @ 177°		○ ○

Avg: 40.76/41.98 D　SD: 0.02 mm

K1: 40.71 D @ 13°	8.29 mm
K2: 41.98 D @ 103°	8.04 mm
ΔD: -1.27 D @ 13°	

K1: 40.61 D @ 8°	8.31 mm
K2: 41.93 D @ 98°	8.05 mm
ΔD: -1.32 D @ 8°	

K1: 40.91 D @ 14°	8.25 mm
K2: 42.08 D @ 104°	8.02 mm
ΔD: -1.17 D @ 14°	

Anterior Chamber Depth Values

ACD: 3.26 mm

| 3.28 mm | 3.26 mm | 3.26 mm | 3.26 mm | 3.26 mm |

ACD: 3.18 mm

| 3.19 mm | 3.18 mm | 3.18 mm | 3.18 mm | 3.18 mm |

White to White Values

(* = Changed manually, ! = Borderline Value)

图 17 – 1　双眼 IOL Master 图像

（2）光学相干断层扫描（Optical Coherence Tomography，OCT）检查见图17-2。

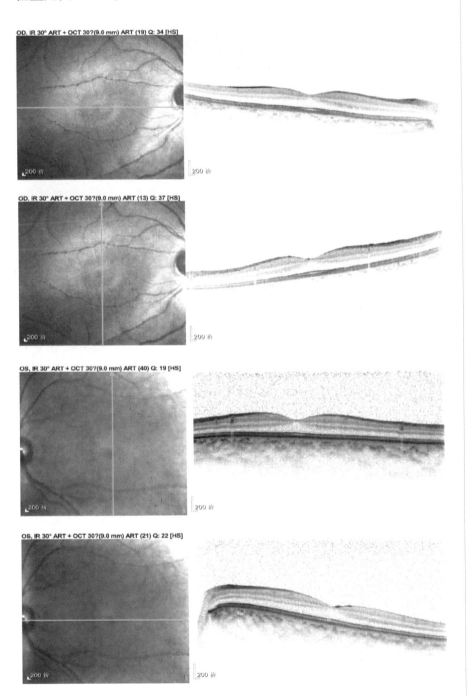

图17-2　双眼OCT图像

（3）眼底照相检查，见图 17 - 3。

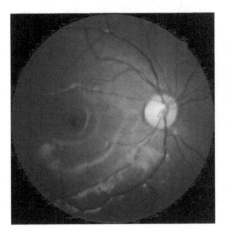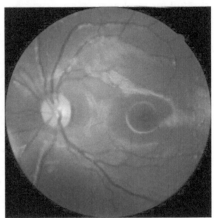

图 17 - 3　双眼眼底照相

【诊断】

左眼屈光参差性弱视。

【治疗】

（1）告知患者疾病特点及预后。

（2）阿托品散瞳后检影验光：右眼 + 3.00/ − 0.50 × 15 = 1.0；
左眼 + 7.75/ − 0.50 × 180 = 0.15。

（3）配镜处方：右眼 + 1.50/ − 0.50 × 15；左眼 + 6.25/ − 0.50 × 180。

（4）弱视治疗处方：遮盖右眼 6 小时/天；穿珠子描图精细训
练；红光闪烁仪训练。

（5）嘱咐常戴眼镜，门诊随访。

【随访】

随访结果，见表 17 - 2。

表 17 - 2   随访结果

检查项目	检查结果	
	6 个月复诊	9 个月复诊
屈光检查		
检影验光	OD：+ 2.00/ - 0.50 × 15 = 1.0 OS：+ 7.50/ - 0.50 × 115 = 0.2	OD：+ 2.00/ - 0.50 × 15 = 1.0 OS：+ 7.50/ - 0.50 × 115 = 0.4
注视性质	右眼中心注视，左眼注视点落 于 1 环和 2 环之间	右眼中心注视，左眼注视点落 于 1 环内游走
眼位检查		
角膜映光法		
裸眼	正位	正位
戴镜	正位	正位
交替遮盖		
裸眼	正位@ N&D	正位@ N&D
戴镜	正位@ N&D	正位@ N&D
眼球运动	各方向运动到位、对称	各方向运动到位、对称
处方	1. 换右眼镜片 2. 遮盖右眼 6 小时/天 3. 红闪，精细目力训练	1. 原镜 2. 遮盖右眼 6 小时/天 3. 红闪，精细目力训练

病例分析

【病例特点】

（1）女性儿童，体检发现左眼视力差 2 周。

（2）专科检查：双眼未见明显异常体征，散瞳检影验光示左眼较右眼屈光度差异达 + 4.75 D，左眼矫正视力欠佳。

（3）特殊检查：IOL Master 图显示左眼轴较右眼轴短 1.8 mm，OCT 和眼底照相未见器质性异常。

【诊断思路】

患者双眼屈光状态不平衡，双眼眼轴不对称，双眼矫正视力差二行以上，弱视眼矫正视力低于该年龄下限，排除了眼部器质性病变，屈光参差性弱视诊断明确。

【鉴别诊断】

（1）形觉剥夺性弱视：在婴幼儿期，由于角膜混浊、先天性白内障，或上睑下垂遮挡瞳孔，致使光线刺激不能充分进入眼球，剥夺了黄斑部接受正常光刺激的机会，产生功能性障碍发生弱视。

（2）斜视性弱视：由于斜视引起复视和视混淆，使患者感到不适，视中枢的主动抑制来自斜视眼的黄斑视觉冲动，该眼由于黄斑长期被抑制，从而导致的弱视称为斜视性弱视。

【治疗思路】

屈光参差性弱视，治疗上先纠正屈光不正，再遮盖健眼训练病眼。方法简单但须家长协力配合，小孩不容易坚持。但如果儿童时期不治愈至成年，患眼可能会导致终生弱视，故家长必须努力协助。

屈光参差性弱视是功能性的，是可逆的，可以治疗的。但是由于屈光度数较大的弱视眼抑制时间过长，抑制得较深，即使戴了矫正眼镜，由于物像的大小仍然不等，两眼的融合困难依然存在，往往疗效很慢，疗程很长。尤其是年龄较大的屈光参差性弱视儿童疗效就更慢更差。

【疾病介绍】

屈光参差性弱视是弱视的一种类型，其临床检查结果是双眼屈光度不等。球镜度之差≥1.50 D，柱镜度之差≥1.00 D 称为屈光参差，屈光度高的眼易发生弱视，远视性屈光参差性弱视多见。

屈光参差使同一物体在双眼视网膜形成的物像清晰度不等，双眼物像不能融合，视皮层只能抑制来自屈光不正较大眼的物像，从而发生弱视。Von Noorden 等认为，这可能是由于一个清晰的物像与另一个重叠，引起黄斑中心凹的知觉冲突导致的主动抑制。

Simons 等认为，屈光参差性弱视多发生在 6 岁以前，从治疗观点出发，6 岁以下儿童的治愈率高，且疗效巩固。一般认为 0～2 岁为视觉发育关键期、3～12 岁为敏感期。儿童弱视应早诊断，早治疗。临床资料还发现，屈光参差程度越重，其弱视程度越重，所以，儿童屈光参差亦应尽早治疗。

叶良主任点评　温州医科大学附属眼视光医院

远视性屈光参差性弱视是临床上常见的弱视类型。此类病例的临床检查和处理需要注意以下几点：①阿托品凝胶散瞳前，要使用调节视标来诱发内斜视，明确是否合并调节性内斜视。②健眼也要阿托品凝胶散瞳，便于下配镜处方时平衡双眼调节。③偏心注视的训练选择。首次配镜时建议先不考虑用于训练的仪器，例如海丁格刷、后像治疗等，而是等戴镜并且遮盖 2～3 个月后，观察弱视眼矫正视力有无提高。多数会有提高，如果无效，再考虑训练。④戴镜后复查的注意点。此类病例戴镜后容易出现外隐斜甚至间歇性外斜视，少数病例在摘镜后能诱发出调节性内斜视。复查要注意检查戴镜和裸眼的远近眼位。由于弱视儿童的调节功能低下，还要注意检查患者的近矫正视力。以上这些加上远矫正视力是评估配镜处方是否合适的主要参数。

参考文献

1. 牛兰俊. 规范治疗方法是提高弱视疗效的关键. 中华眼科杂志, 2003, 39 (12): 705.

2. VON NOORDEN G K. Mechanism of amblyopia. Doc Ophtalmol, 1997, 34: 93.

3. SIMONS K, ROBERT D, REINECKE M D. A reconsideation of amblyopia screening and stereopsis. Am J Ophthalmol, 1994, 78(4): 707 – 713.

（张斌俊　整理）

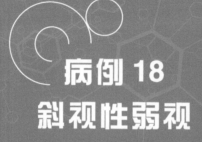

病例 18
斜视性弱视

病历摘要

【基本信息】

患者，女性，5 岁。

主诉：右眼向内偏斜 2 年，发现视物不清 1 周。

现病史：患者家属 2 年前发现患者右眼向内偏斜，呈持续性，无眼球转动困难，无眯眼视物，无眼红眼痛，未予重视。1 周前体检发现右眼视物不清，现为求进一步诊治，来我院门诊就诊。

【眼科检查】

眼科检查，见表 18 - 1。

表 18 - 1　眼科检查

检查项目	检查结果	
	右眼	左眼
屈光检查		
裸眼远视力	0.05	0.6
检影验光	+0.75/ - 0.75 × 10 = 0.05	+1.00/ - 0.50 × 170 = 0.6
眼压	11.2 mmHg	10.5 mmHg
眼底检查	双眼视盘界清色红，C/D 约 0.3，血管走行可，动静脉比约 2∶3，黄斑反光存，后极部视网膜平伏，右眼周边注视，左眼中心注视	
眼位检查		
角膜映光法		
裸眼	右眼 +15°	
眼球运动	各方向运动到位、对称	各方向运动到位、对称

【辅助检查】

（1）OCT 检查，见图 18 - 1。

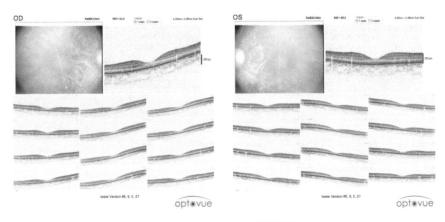

图 18 - 1　双眼 OCT 图像

（2）眼底照相检查，见图 18 - 2。

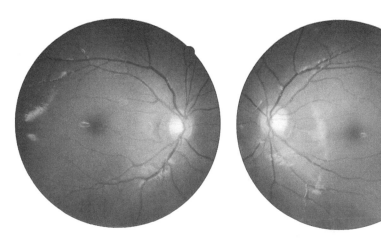

图 18 - 2 双眼眼底照相

【诊断】

（1）共同性内斜视。

（2）右眼斜视性弱视。

（3）双眼屈光不正。

【治疗】

（1）告知患者疾病特点及预后。

（2）阿托品散瞳每天2次连点5天，第6天复查。

（3）散瞳后检影验光：右眼 $+2.25/-0.75 \times 10 = 0.05$，左眼 $+2.50/-0.50 \times 170 = 0.60$；配镜处方（远用）：右眼 $+2.25/-0.75 \times 10 = 0.05$，左眼 $+2.50/-0.50 \times 170 = 0.60$。

（4）处方：①配镜；②遮盖左眼：全天遮，遮6天，放1天。

【随访】

随访结果，见表 18 - 2。

21个月后复查右眼戴镜矫正视力为0.8，左眼也为0.8，双眼均为中心注视，嘱咐继续戴镜，同时建议择期斜视手术。

表 18 - 2　随访结果

检查项目	检查结果	
	3 个月复诊	6 个月复诊
屈光检查		
戴镜远视力	OD：0.1；OS：0.5	OD：0.2；OS：0.5
检影验光	OD：+1.50/−0.75×10=0.1 OS：+1.50/−0.50×170=0.8	OD：+1.50/−0.75×10=0.3 OS：+1.50/−0.50×170=0.8
注视性质	右眼 3 环上注视，左眼中心注视	右眼 1 环上注视，左眼中心注视
眼位检查		
角膜映光法		
裸眼	右眼 +15°	右眼 +15°
戴镜	右眼 +15°	右眼 +15°
眼球运动	各方向运动到位、对称	各方向运动到位、对称
处方	1. 原镜 2. 遮左眼全天，6∶1 3. 光刷，红闪，精细目力训练	1. 换镜 2. 遮左眼 4~6 小时/天 3. 光刷，红闪，精细目力训练

检查项目	检查结果	
	9 个月复诊	12 个月复诊
屈光检查		
戴镜远视力	OD：0.4；OS：0.8	OD：0.6；OS：0.8
检影验光	OD：+1.50/−0.75×10=0.4 OS：+1.50/−0.50×170=0.8	OD：+1.50/−0.75×5=0.6 OS：+1.50/−0.50×170=0.8
注视性质	右眼 1 环上注视，左眼中心注视	右眼 1 环内注视，左眼中心注视
眼位检查		
角膜映光法		
裸眼	右眼 +15°	右眼 +15°
戴镜	右眼 +15°	右眼 +15°
交替遮盖		
裸眼	由内到正	由内到正
戴镜	由内到正	由内到正
眼球运动	各方向运动到位、对称	各方向运动到位、对称
处方	1. 原镜 2. 遮左眼 4 小时/天 3. 光刷，红闪，精细目力训练	1. 原镜 2. 遮左眼 2 小时/天 3. 光刷，红闪，精细目力训练

笔记

（续表）

检查项目	检查结果	
	15 个月复诊	18 个月复诊
屈光检查		
戴镜远视力	OD：0.5　OS：0.8	OD：0.8　OS：0.8
检影验光	OD：+1.25/-0.75×10=0.6	OD：+1.50/-0.75×5=0.8
	OS：+1.25/-0.50×170=0.8	OS：+1.50/-0.50×170=0.8
注视性质	右眼中心注视，左眼中心注视	右眼中心注视，左眼中心注视
眼位检查		
角膜映光法		
裸眼	右眼 +15°	右眼 +15°
戴镜	右眼 +15°	右眼 +15°
交替遮盖		
裸眼	由内到正	由内到正
戴镜	由内到正	由内到正
眼球运动	各方向运动到位、对称	各方向运动到位、对称
处方	1. 换镜	1. 原镜
	2. 遮左眼 2 小时/天	2. 遮左眼 1 小时/天
	3. 光刷，红闪，精细目力训练	3. 停红闪，停精细目力训练

病例分析

【病例特点】

（1）女性，学龄期儿童，既往体健。

（2）主诉：右眼向内偏斜 2 年，发现视物不清 1 周。

（3）专科检查：右眼内斜，双眼未见明显屈光不正和屈光参差，右眼矫正视力欠佳。

（4）特殊检查：双眼 OCT，眼底彩照未见异常。

【诊断思路】

（1）儿童，单眼无症状视物模糊，双眼矫正视力相差两行以上。

（2）双眼无器质性改变。

（3）单侧斜视，而非交替性斜视。

（4）双眼屈光度不高，而且相差不大。

基于以上几点，初步诊断"右眼斜视性弱视"。

【鉴别诊断】

（1）屈光参差性弱视：一般双眼屈光度相差较大，且双眼矫正视力相差两行以上。

（2）屈光不正性弱视：双眼屈光度较大，且相差不大，双眼矫正视力相差在两行以内。

（3）形觉剥夺性弱视：先天性白内障、上睑下垂等器质性病变导致视路遮挡形成弱视。

【治疗思路】

（1）矫正屈光不正：弱视治疗的前提是让视网膜接收清晰的视觉信号。

（2）遮盖健眼。

（3）弱视训练：光刷，红闪，精细目力训练。

【疾病介绍】

斜视性弱视一般发生在单眼斜视患者，双眼视轴不能同时指向一个目标，视网膜对应点的物像不同。这种非融合性视觉信息输入到视觉双皮层之后，导致竞争性抑制。这种长期抑制，导致斜视眼出现弱视。治疗策略首要是矫正屈光不正，然后再行遮盖治疗。视知觉疗法只能作为辅助手段，因为目前还没有足够的队列研究或随机对照临床试验结果对弱视的视觉疗法效果做评价。

叶良主任点评 温州医科大学附属眼视光医院

此病例是典型的斜视性弱视，临床上更多见的是混合型弱视，既有斜视性因素，还有屈光参差性因素。该病例经过充分的阿托品凝胶麻痹睫状肌后，远视度数 > +1.50 D，配戴全矫眼镜6个月，内斜视没有改善，可以明确诊断为非调节性内斜视。需要注意的是，此类病例在停用阿托品1个月后，约50%患者戴镜视力会低于裸眼视力，容易出现患者不肯戴镜或者故意把眼镜滑下鼻梁来偷看，从而影响我们的诊断。故而第1次复查时间不应该是3个月，而应该是1个月。如果患者不肯戴镜，可以继续给予阿托品凝胶每天2次，连用3天，以便患者适应全矫眼镜至少要满3个月，从而有助于我们判断是否为"部分调节性内斜视"。遮盖方案应该首选每天6小时，而非全天遮盖6：1。如果每天6小时，连续2个月无效，再考虑全天遮盖。

参考文献

1. WALLACE D K, REPKA M X, LEE K A, et al. Amblyopia Preferred Practice Pattern(R). Ophthalmology, 2018, 125(1): 105 - 142.

2. 葛坚, 王宁利. 眼科学. 北京: 人民卫生出版社, 2015.

3. 赵堪兴. 斜视弱视学. 北京: 人民卫生出版社, 2011.

（万明辉　整理）

病例 19
屈光不正性弱视

病历摘要

【基本信息】

患者，男性，7岁。

主诉：发现双眼视远不清1年余。

现病史：1年余前无明显诱因下发现双眼视远不清，无眼红眼痛，无眼前黑影飘动，无视物变形等不适，未予重视，1年来双眼视远不清无好转，现为求进一步诊治，来我院门诊就诊。

【眼科检查】

眼科检查，见表19-1。

表 19 - 1　眼科检查

检查项目	检查结果	
	右眼	左眼
屈光检查		
裸眼远视力	0.1	0.15
矫正远视力	+6.25/ +1.25 ×100 = 0.2	+6.25/ +1.25 ×75 = 0.2
眼压	14.5 mmHg	15.3 mmHg
眼位检查		
角膜映光法		
裸眼	正位	正位
交替遮盖		
裸眼	正位@ N&D	
眼球运动	各方向运动到位、对称	各方向运动到位、对称

【辅助检查】

（1）OCT 检查，见图 19 - 1。

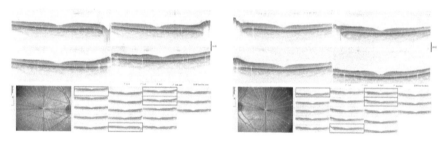

图 19 - 1　双眼 OCT 图像

（2）眼底照相检查，见图 19 - 2。

（3）眼轴：右眼 21.01 mm，左眼 21.07 mm；角膜曲率：右眼 41.01/43.49 D，左眼 40.66/43.05 D。

【诊断】

双眼屈光不正性弱视。

【治疗】

（1）告知患者疾病特点及预后。

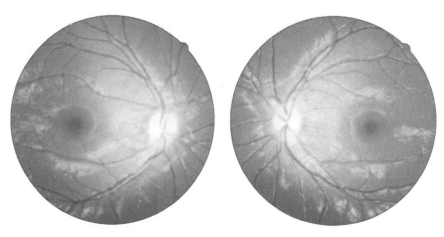

图 19-2　双眼眼底照相

（2）阿托品散瞳，每天 3 次，连点 3 天，第 4 天复查。

（3）散瞳后检影验光：右眼 +8.50/ -1.25 ×10 = 0.20，左眼 +8.50/ -1.25 ×168 = 0.20；配镜处方（远用）：右眼 +7.50/ -1.25 ×10 = 0.20，左眼 +7.5/ -1.25 ×168 = 0.20；3 个月后复查。

【随访】

3 个月后眼科检查。检影验光：右眼 +7.50/ -1.25 ×10 = 0.5，左眼 +7.50/ -1.25 ×168 = 0.5；ACT（SC = CC）：ortho@ N&D；建议继续戴镜治疗，3 个月后复查。

病例分析

【病例特点】

（1）男性，学龄期儿童，既往体健。

（2）主诉：发现双眼视远不清 1 年余。

（3）专科检查：双眼未见明显异常体征，检影验光显示双眼高度远视，双眼矫正视力欠佳。

（4）辅助检查：双眼 OCT，眼底照相未见异常。IOL MASTER 提示眼轴偏短，角膜曲率均值略低于正常。

【诊断思路】

（1）儿童，双眼无症状视物模糊。

（2）双眼无器质性改变。

（3）双眼中高度远视，而且相差不大，裸眼视力和矫正视力低于正常同龄儿童，且双眼相差不超过两行。

基于以上几点，初步诊断"双眼屈光不正性弱视"。

【鉴别诊断】

（1）屈光参差性弱视：一般双眼屈光度相差较大，且双眼矫正视力相差两行以上。

（2）斜视性弱视：视力发育阶段有显性斜视，且双眼矫正视力相差两行以上。

（3）形觉剥夺性弱视：有明确的眼器质性疾病，例如先天性白内障、上睑下垂等导致视路遮挡形成弱视。

【治疗思路】

（1）矫正屈光不正：弱视治疗的前提是让视网膜接收清晰的视觉信号，促进视力的发育。患者 7 周岁，对框架眼镜有很好的适应性，首选框架眼镜。

（2）密切随访：复诊应在开始治疗后的 2～3 个月，但具体时间安排可根据治疗的强度和患者的弱视程度以及年龄而有所不同。

【疾病介绍】

屈光不正性弱视为双眼性弱视。婴幼儿期高度屈光不正（高度远视或高度散光）未及时矫正，双眼物像模糊会导致形觉剥夺而形成弱视。在幼儿中未矫正的双侧散光可以导致对于散光子午线方向的分辨能力丧失。2022 年美国弱视临床实践指南列出不同年龄段儿童的最佳矫正视力标准（即临床诊断弱视应考虑年龄因素），3 ～ 4 岁儿童视力低于 0.4 为弱视；4 ～ 5 岁儿童视力低于 0.5 为弱视；5 岁以上儿童视力低于 0.6 为弱视。治疗屈光不正性弱视策略是消除形觉剥夺，即矫正在视觉上有意义的屈光不正为主。治疗方法一般是光学矫正，配戴框架眼镜或角膜接触镜。

叶良主任点评　温州医科大学附属眼视光医院

　　远视性屈光不正性弱视是临床上常见的弱视类型。此类病例的临床检查和处理需要注意以下几点：①阿托品凝胶散瞳前，要使用调节视标来诱发内斜视，明确是否合并调节性内斜视。②阿托品凝胶使用方法，推荐 5 ～ 7 天（每天 2 次）或 3 天（每天 3 次）。③散瞳后配镜时机和处方选择。配镜时机必须是停用阿托品后马上配戴眼镜，有利于患者在阿托品麻痹睫状肌的作用下，适应新眼镜。配镜处方的选择原则取决于弱视程度、患者年龄和眼位。弱视程度越重，越要足矫；患者年龄越大，生理性远视越少，越要足矫；眼位是内隐斜或者内斜，越要足矫，反之亦然。④戴镜后复查的注意点：此类病例戴镜后容易出现外隐斜甚至间歇性外斜视，少数病例在摘镜后能诱发出调节性内斜视。复查要注意检查戴镜和裸眼的远近眼位。由于弱视儿童的调节功能低下，还要注意检查患者的近矫正视力。以上这些加上远矫正视力是评估配镜处方是否合适的主要参数。

参考文献

1. Cruz O A, Repka M X, Hercinovic A, et al. Amblyopia Preferred Practice Pattern. Ophthalmology, 2023, 130：136 – 178.

2. 葛坚，王宁利. 眼科学. 北京：人民卫生出版社，2015.

3. 赵堪兴. 斜视弱视学. 北京：人民卫生出版社，2011.

（廖娜　整理）

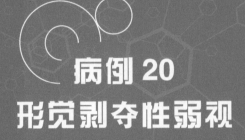

病例 20
形觉剥夺性弱视

病历摘要

【基本信息】

患者，男性，4岁。

主诉：患者家属发现右眼瞳孔区发白1年。

现病史：1年前患者家属发现幼儿右眼瞳孔区发白，无歪头视物，无明显眼位偏斜，无眼红及眼痛，未引起重视，未予诊治。发病以来，症状无明显变化，为求进一步诊治，遂于我院门诊就诊，明确病因及诊疗方案。

【眼科检查】

眼科检查，见表20-1。

表 20 - 1   眼科检查

检查项目	检查结果	
	右眼	左眼
屈光检查		
裸眼远视力	HM/BE	0.1
检影验光	PL	$-2.75/-1.75 \times 180$
眼压	不配合	不配合
眼前节检查	双眼结膜无充血水肿，角膜透明，前房深，虹膜纹理清，瞳孔圆，直径约 3 mm，对光反射正常，晶状体混浊（右眼混浊 C5；左眼混浊 C0N1P1），右眼玻璃体窥不清，左眼玻璃体透明。	
眼位检查		
角膜映光法		
裸眼	正位	
交替遮盖		
裸眼	正位@ N&D	
眼球运动	各方向运动到位、对称	各方向运动到位、对称

【辅助检查】

（1）眼轴长度：右眼 23.15 mm，左眼 22.27 mm，见图 20 - 1。

（2）OCT 检查，见图 20 - 2。

（3）眼底照相检查，见图 20 - 3。

【诊断】

（1）双眼形觉剥夺性弱视。

（2）双眼先天性白内障。

【治疗】

（1）告知患者疾病特点及预后。

（2）完善术前检查，行双眼微切口白内障超声乳化吸除并人工晶状体植入并前段玻璃体切除；右眼囊袋内植入 + 20.0 D 人工晶状体，左眼囊袋内植入 + 20.5 D 人工晶状体。

Formula: SRK®/T   Target Ref.: 1 D   Eye Surgeon: **fang**   n: 1.3375

OD right	AL: 23.15 mm (*) K1: 43.05 D / 7.84 mm @ 8° K2: 45.36 D / 7.44 mm @ 98° R / SE: 7.64 mm (SD = 44.20 mm) Cyl.: -2.31 D @ 8° opt. ACD: 2.03 mm (*) Eye Status: phakic	AL: 22.27 mm (SNR = 31.3) K1: 43.10 D / 7.83 mm @ 173° K2: 47.14 D / 7.16 mm @ 83° R / SE: 7.50 mm (SD = 45.12 mm) Cyl.: -4.04 D @ 173° opt. ACD: 2.98 mm Eye Status: phakic	**OS** left

118.0		**118.4**		**118.0**		**118.4**	
A Const:	118	A Const:	118.4	A Const:	118	A Const:	118.4
IOL (D)	REF (D)	IOL (D)	REF (D)	IOL (D)	REF (D)	IOL (D)	REF (D)
20.5	-0.03	21.0	-0.04	22.5	-0.09	23.0	-0.06
20.0	0.32	20.5	0.30	22.0	0.26	22.5	0.29
19.5	0.67	20.0	0.64	21.5	0.62	22.0	0.63
19.0	**1.01**	**19.5**	**0.98**	**21.0**	**0.96**	**21.5**	**0.97**
18.5	1.36	19.0	1.32	20.5	1.31	21.0	1.31
18.0	1.69	18.5	1.65	20.0	1.65	20.5	1.65
17.5	2.03	18.0	1.98	19.5	1.99	20.0	1.98
Emme. IOL: 20.45		Emme. IOL: 20.94		Emme. IOL: 22.37		Emme. IOL: 22.91	

118.7		**118.9**		**118.7**		**118.9**	
A Const:	118.7	A Const:	118.9	A Const:	118.7	A Const:	118.9
IOL (D)	REF (D)	IOL (D)	REF (D)	IOL (D)	REF (D)	IOL (D)	REF (D)
21.5	-0.13	21.5	0.04	23.5	-0.12	23.5	0.08
21.0	0.21	21.0	0.38	23.0	0.23	23.0	0.42
20.5	0.55	20.5	0.71	22.5	0.57	22.5	0.76
20.0	**0.88**	**20.0**	**1.04**	**22.0**	**0.91**	**22.0**	**1.09**
19.5	1.22	19.5	1.37	21.5	1.24	21.5	1.42
19.0	1.54	19.0	1.69	21.0	1.57	21.0	1.74
18.5	1.87	18.5	2.01	20.5	1.90	20.5	2.06
Emme. IOL: 21.31		Emme. IOL: 21.56		Emme. IOL: 23.33		Emme. IOL: 23.62	

(* = Changed manually, ! = Borderline Value)

图 20 -1　双眼 IOL Master 图像

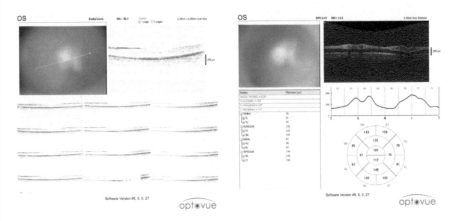

图 20 -2　左眼 OCT 图像

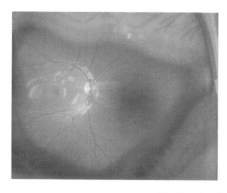 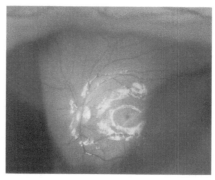

图 20 −3　双眼眼底照相

（3）手术顺利，出院裸眼视力右眼 0.12，左眼 0.1。

（4）嘱白内障门诊和斜弱视门诊随访，择期配镜。

【随访】

随访结果，见表 20 −2。

表 20 −2　眼科检查

检查项目	检查结果	
	1 个月复诊	6 个月复诊
屈光检查		
检影验光	OD：+2.50/ −1.50 ×10 = 0.3 OS：+4.25/ −2.50 ×170 = 0.3	OD：+3.00/ −1.50 ×20 = 0.6 OS：+4.25/ −3.00 ×170 = 0.6
注视性质	双眼注视点落于 1 环内	双眼基本可中心注视
眼位检查		
角膜映光法		
裸眼	正位	正位
戴镜	正位	正位
交替遮盖		
裸眼	正位@ N&D	正位@ N&D
戴镜	正位@ N&D	正位@ N&D
眼球运动	各方向运动可	各方向运动可
处方	1. 配双光镜，近附加 +3.00 D 2. 红闪，精细目力训练	1. 配双光镜，近附加 +3.00 D 2. 继续红闪，精细目力训练

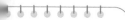 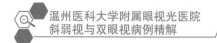

(续表)

检查项目	检查结果	
	10 个月复诊	14 个月复诊
屈光检查		
检影验光	OD：+2.50/-1.50×20=0.8 OS：+4.50/-3.00×170=0.8	OD：+2.50/-1.50×20=0.7 OS：+4.50/-3.50×170=0.9
注视性质	双眼中心注视	双眼中心注视
眼位检查		
角膜映光法		
裸眼	正位	正位
戴镜	正位	正位
交替遮盖		
裸眼	正位@N&D	正位@N&D
戴镜	正位@N&D	正位@N&D
眼球运动	各方向运动可	各方向运动可
处方	1. 原镜 2. 红闪，精细目力训练	1. 换双光镜，近附加+3.00 D 2. 继续红闪，精细目力训练

检查项目	检查结果	
	19 个月复诊	25 个月复诊
屈光检查		
检影验光	OD：+2.50/-1.50×10=0.8 OS：+4.50/-3.50×170=0.8	OD：+2.50/-1.50×20=0.8 OS：+4.50/-3.50×160=1.0
注视性质	双眼中心注视	双眼中心注视
眼位检查		
角膜映光法		
裸眼	正位	正位
戴镜	正位	正位
交替遮盖		
裸眼	正位@N&D	正位@N&D
戴镜	正位@N&D	正位@N&D
眼球运动	各方向运动可	各方向运动可
处方	1. 原镜 2. 红闪，精细目力训练	1. 换双光镜，近附加+3.00 D 2. 继续红闪，精细目力训练

病例分析

【病例特点】

（1）男性儿童，患者家属发现右眼瞳孔区发白1年。

（2）专科检查：矫正视力差，晶状体混浊（右眼混浊C5；左眼混浊C0N1P1）。

（3）特殊检查：双眼OCT未见明显异常，眼底照相成像模糊。

【诊断思路】

（1）年幼儿童可能没有任何症状，年龄稍大的儿童可能主诉视力较差，家长可能发现一些视觉行为上的异常，如眯眼、头偏斜、视近物时喜欢将所视物放在眼前等。

（2）患者可能存在先天性白内障、角膜瘢痕、先天性上睑下垂等。

（3）视力低下并且不能配镜矫正。由于弱视的患者大多是儿童，所以选择合适的视力评估手段十分重要。

（4）光觉改变。在弱视眼前放置中等密度滤光片视力不降低，而存在器质性病变则视力下降。在黯淡和微弱的光线下，弱视眼的视力改变不大。

（5）出现拥挤现象。对单个字体的识别能力比对同样大小但排列成行的字体的识别能力要高得多。

（6）立体视觉下降或消失。

（7）弱视眼的调节幅度下降。

（8）伴有外斜视、眼球震颤等。

（9）弱视眼的对比敏感度功能在中高空间频率下降并伴峰值左移。

（10）弱视眼中存在两种注视性质，即中心注视和偏心注视，用中心凹以外的某点注视为偏心注视，分中心凹旁、黄斑旁及周围

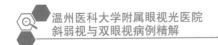

边注视等。

（11）弱视患者表现为视觉皮质诱发电位（VEP）振幅的降低和峰时的延长，弱视眼的这种改变在高频率中更为明显。

形觉剥夺性弱视需要和一些引起视力下降眼部器质性病变鉴别，如眼底发育异常、黄斑区病变、视神经病变等导致的视力异常。还需要与屈光不正，如近视进行鉴别。明显屈光不正引起弱视，但弱视与单纯屈光不正不同，单纯的屈光不正配戴合适矫正眼镜时视力即可达到正常，而弱视眼即使经过规范验光后，配戴屈光矫正眼镜时的视力还是低于正常。

【治疗思路】

形觉剥夺性弱视治疗的时间很短，要尽可能地减少治疗时间，尤其是要注意定期检查视力。一般来说，这种眼病的治疗方法不宜配戴眼镜，最好的方法就是根治眼内的眼病，例如先天性白内障、角膜白斑、上眼睑下垂等，如果比较严重的话，就得考虑手术治疗。同时，在检查视力过程中，如果孩子视力已经下降，就需要考虑配戴框架眼镜来矫正，以免视力恶化。

【疾病介绍】

形觉剥夺性弱视是眼科疾病的一种，是指在婴幼儿时期，由于先天性的白内障、角膜白斑、上睑下垂等眼病遮挡住瞳孔，致使光刺激不可以正常地进入眼中，而剥夺了该眼黄斑接受正常光刺激的机会，使得处于发育阶段的黄斑由于生理性的刺激不足而造成发育不良或者是停滞。如右眼为白内障，使外界物体不能在视网膜上清晰成像，只有部分弥散光进入眼内，对视网膜的有效刺激不足，造成右眼视力低下。形觉剥夺性弱视是最严重的，也是最少见的一种弱视。这种弱视的儿童视力极低，预后也非常差，单眼障碍比双眼障碍所造成的后果更为严重。

叶良主任点评　温州医科大学附属眼视光医院

　　形觉剥夺性弱视是临床上较为少见的弱视类型。此病例的临床检查和处理需要注意以下几点：①如果患者的晶状体混浊区域没有超过 2 mm，即使位于瞳孔中央，首选戴镜＋适量的遮盖，观察 3 个疗程，而不是建议马上手术。②植入人工晶状体后一般不需要散瞳，因为残留调节非常小，一般不影响检影验光结果。另外，如果一定要散瞳，需要注意避免人工晶状体滑入前房。③Add 选择需要根据孩子习惯的近工作距离来。如果是 40 cm，Add 选择＋2.50 D；如果是 33 cm，则 Add 选择＋3.00 D。④选择双光镜还是渐变镜？一般而言，三周岁到八周岁之间，建议选择双光镜，因为相对于渐变镜，双光镜近用视野大，儿童比较容易适应。大于 8 周岁的儿童，如果有着强烈的美观需求且能保持镜架的稳定性，建议选择渐变镜。另外，针对无晶体眼，出生后到一周岁之内，配镜需要过矫＋2.00 D 至＋3.00 D；1 周岁到 2 周岁，配镜需要过矫＋1.00 D 至＋1.50 D，便于婴儿看近清楚。由于植入人工晶状体后眼睛的调节功能低下，还要注意检查患者的近矫正视力。以上这些加上远矫正视力是评估配镜处方是否合适的主要参数。

参考文献

1. 牛兰俊. 规范治疗方法是提高弱视疗效的关键. 中华眼科杂志, 2003, 39 (12)：705.

2. 彭小维, 殷小龙, 杨洋, 等. 形觉剥夺性弱视 145 例临床分析. 实用医学杂志, 2011, 27 (15)：2.

（张斌俊　整理）

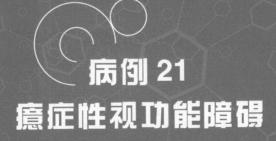

病例 21
癔症性视功能障碍

病历摘要

【基本信息】

患者，女性，10 岁。

主诉：双眼视物模糊 3 天。

现病史：患者 3 天前因考试成绩差被家长批评后出现双眼视物模糊，无眼红眼痛，无眼前黑影飘动，无视物变形等不适，现为求进一步诊治，来我院门诊就诊。

【眼科检查】

眼科检查，见表 21 - 1。

表 21 - 1　眼科检查

检查项目	检查结果	
	右眼	左眼
屈光检查		
裸眼远视力	0.1	0.1
裸眼近视力	0.1	0.1
检影验光	+0.25 = 0.1	+0.25 = 0.1
1% 环戊通散瞳后检影验光	+0.25 = 0.1	+0.25 = 0.1
眼压	18.3 mmHg	14.2 mmHg
眼位检查		
角膜映光法		
裸眼眼位	正位	正位
交替遮盖		
裸眼	不动	不动
眼球运动	各方向运动到位、对称	各方向运动到位、对称

【辅助检查】

（1）OCT 检查，见图 21 - 1、图 21 - 2。

（2）眼底彩照检查，见图 21 - 3。

（3）眼轴：右眼 23.48 mm；左眼 23.44 mm；角膜曲率：右眼 41.98/42.94 D；左眼 42.08/42.56 D。

（4）视野检查，见图 21 - 4。

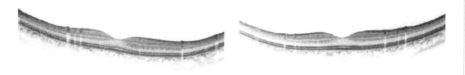

图 21 - 1　双眼黄斑 OCT 图像

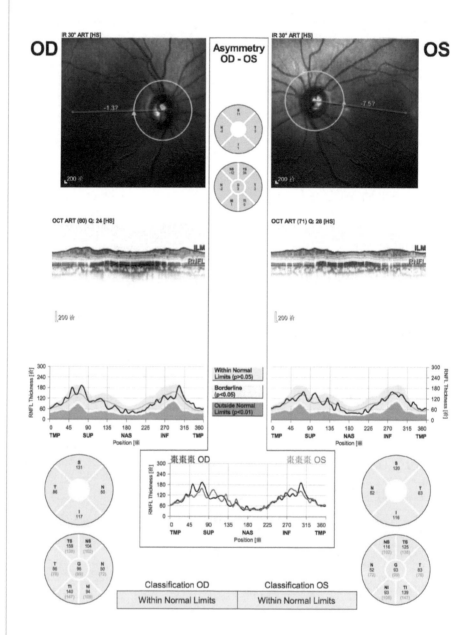

图 21-2　双眼视盘 OCT

（5）ERG 检查，见图 21-5。

（6）VEP 检查，见图 21-6。

（7）头颅 CT 未见异常。

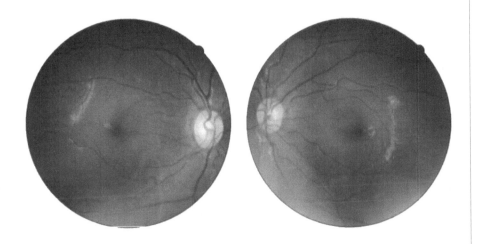

图 21-3 双眼眼底彩照

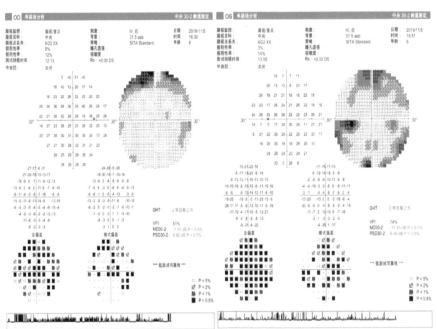

图 21-4 视野检查

【诊断】

双眼癔症性视功能障碍。

【治疗】

建议综合医院精神卫生科心理辅导。

【随访】

患者精神卫生科心理辅导后 3 个月复查，单眼裸眼均为 1.0。

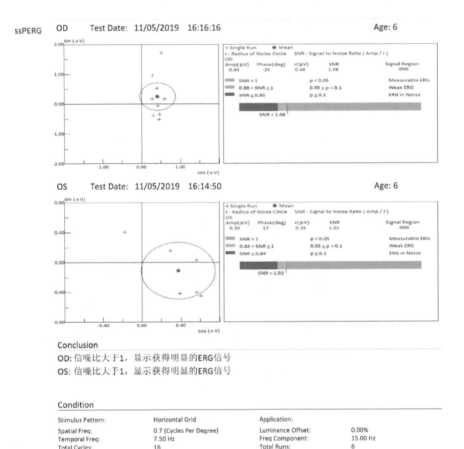

图 21 -5　ERG 检查

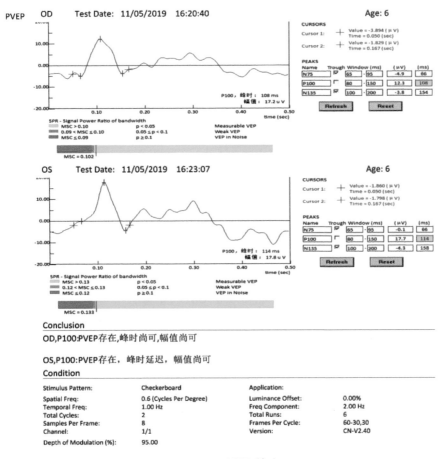

图 21-6 VEP 检查

病例分析

【病例特点】

（1）女性，学龄期儿童，既往体健。

（2）主诉：双眼视物模糊 3 天。

（3）专科检查：双眼未见明显异常体征，检影验光未见明显屈光度。

（4）辅助检查：双眼黄斑和视盘 OCT，眼底彩照，VEP 和

ERG 未见异常。考虑患者年龄小，配合度差，视野结果不可靠。

【诊断思路】

（1）双眼突发视物模糊。

（2）双眼无器质性改变。

（3）神经系统未见异常。

（4）有明确心理障碍发病诱因。

（5）无伪盲。

基于以上几点，初步诊断"癔症性视功能障碍"。

【鉴别诊断】

（1）视神经炎：视神经炎是常见的误诊疾病之一，常为单眼发病，也可累及双眼，症状为突然视力急剧减退，伴有眼痛或眼球运动痛，与癔症性视功能障碍主要区别如下：①病因不同：视神经炎特发性为主，也有细菌病毒等感染，而癔症性视功能障碍起病前有明显的精神刺激诱因。②症状和病程不同：视神经炎视力下降常为进行性，多伴有眼球运动痛，癔症患者一般为突发，多无眼球转动痛。③专科检查：视神经炎患者瞳孔对光反射异常，视盘色偏红，边界欠清。④辅助检查：视神经炎患者视野有中心暗点，VEP 检查常有 P100 波峰时值延长，振幅降低，同时磁共振和脑脊液检查可有异常。

（2）正常眼压性青光眼：正常眼压性青光眼具有典型的青光眼性视盘损害和视野缺损，眼压始终在正常值范围内。正常眼压性青光眼与癔症性视功能障碍的区别主要有以下几点：①病因不同：正常眼压性青光眼病因尚不明确，目前普遍认为与相关易感基因、眼局部血液循环障碍、自身免疫等可能有关。而癔症性视功能障碍起病前有明显的精神刺激诱因。②病程进展常不同：正常眼压青光眼患者视力下降常为进行性降低，而癔症性视功能障碍视力下降一般为突发。③专科查体：正常眼压青光眼患者有视盘凹陷扩大、盘沿组织丢失，杯盘比增大，而癔症患者无视盘损害表现。④辅助检查：正常眼压青光眼患者视野有旁中心暗点、鼻侧阶梯、弓形暗点、环形暗点、管状视野和颞侧视岛等异常，PERG 异常，中晚期PVEP 峰时延长，视网膜神经纤维层萎缩，而癔症性视功能障碍患者视野改变不具解剖学基础，视野改变易受暗示影响，多变换不定，一般为双眼性，视觉电生理和视网膜神经纤维层无明显异常。

（3）皮质盲：皮质盲由于视力低下并可保持正常瞳孔反射，也需要进行鉴别。皮质盲是由于枕叶等大脑皮质病变而引起的视力丧失或低视力，可有脑血管意外、肿瘤等多种病因所致，皮质盲患者和癔症性视功能障碍患者可通过病史、神经系统查体、头颅影像学、脑脊液检查等进行鉴别。

（4）伪盲：伪盲是癔症性视功能障碍最常见的误诊疾病，鉴别较为困难。伪盲与癔症性视功能障碍患者的鉴别主要在于：①伪盲患者自身往往有明显的目的性，症状受患者自身控制，而癔症性视功能障碍的发作目的，往往是他人分析推断所得，患者本人并无明显意识，病情发展不受患者本人控制。②伪盲患者往往不配合医务工作人员的检查诊治，而癔症患者就诊愿望强烈，配合诊疗。

【治疗思路】

（1）首先是心理治疗，包括暗示疗法、心理疗法和行为疗法等。

（2）药物治疗也是治疗癔症性视功能障碍的方法之一。

【疾病介绍】

癔症性视功能障碍是在强烈精神刺激之下，如生活事件、内心冲突、暗示或自我暗示，在大脑皮质层视觉投射区出现局部性抑制而产生的视功能障碍。癔症性视功能障碍的流行病学调查数据较少，多为散发的病例报告。癔症在我国普通人群中的患病率约为3.55‰，多见于青少年和青年，女性发病率高于男性。病因主要包括生物学因素、心理学因素和社会文化因素3个方面。生物学因素相关的有遗传、素质与人格类型和躯体因素。癔症性视功能障碍属于癔症性躯体障碍，可出现感觉障碍，如视力下降、视野改变、复视等多种形式，症状多样，病情常反复，常常出现违反病理生理机制规律的症状，如双眼癔盲患者尽管视力低下，但是独自行走时，却可以避开障碍物。癔症性视功能障碍诊断包括以下几条：①心理社会因素作为诱因。②有视功能障碍表现，却没有可解释此症状的躯体疾病。③社会功能受损。④排除器质性病变或非依赖性物质所致的精神障碍。⑤排除有意识产生的或伪装的表现。治疗措施可采用适当的心理治疗和药物治疗，多可治愈。

🏥 叶良主任点评　温州医科大学附属眼视光医院

　　此类病例需要做排除性诊断。首先，要排除眼部器质性病变和弱视的可能性；其次，要排除视路疾病，常用检查是视觉电生理检查和头颅磁共振。有一个简便的方法值得推荐：视力表的变距使用。例如该病例裸眼视力为0.1，如果检查距离移近一半，理论上此时能看到视力表0.2这行。如果还是只能看视力表0.1这行，那么我们就要高度怀疑是癔症性视物模糊。另外，可以结合"心理健康评估量表"来明确诊断。

笔记

参考文献

1. 葛坚, 王宁利. 眼科学. 北京: 人民卫生出版社, 2015.

2. 忻丹丽. 癔症性视功能障碍病例的临床分析. 浙江大学, 2008.

3. SEVINC A. Surgical treatment of a hysterical conversion reaction. The Lancet, 2003, 361 (9375): 2162.

（万明辉　整理）

笔记

病例 22
Stargardt 病误诊为弱视

📋 病历摘要

【基本信息】

患者，男性，14岁。

主诉：发现双眼视远不清半年。

现病史：患者半年前无明显诱因下出现双眼视远不清，无眼红眼痛，无眼前黑影飘动，无视物变形等不适，未予重视，半年来双眼视力逐渐下降，现为求进一步诊治，来我院门诊就诊。

【眼科检查】

眼科检查，见表22-1。

表22－1　眼科检查

检查项目	检查结果	
	右眼	左眼
屈光检查		
裸眼远视力	0.1	0.15
矫正远视力	$-3.50/-1.25\times10=0.8$	$-3.25/-1.25\times170=0.8$
眼压	13.5 mmHg	13.3 mmHg
眼位检查		
角膜映光法		
裸眼	正位	正位
交替遮盖		
裸眼	正位@ N&D	正位@ N&D
眼球运动	各方向运动到位、对称	各方向运动到位、对称

【辅助检查】

（1）OCT检查，见图22－1。

（2）眼底照相检查，见图22－2。

【诊断】

双眼屈光不正性弱视?

【治疗】

配镜并叮嘱坚持戴镜，半年复查。

【随访】

6个月后复查，矫正视力右眼 $-3.50/-1.00\times10=0.6$，左眼 $-3.25/-1.25\times170=0.6$，再次复查眼底仍未见明显异常，行OCT检查。OCT检查提示双眼黄斑区中心凹处椭圆体带、嵌合体带部分缺失，初步诊断为Stargardt病。7个月后复查，双眼矫正视力进一步下降至0.5。由于患者拒绝基因检测，本病例未能提供基因数据结果进一步佐证。

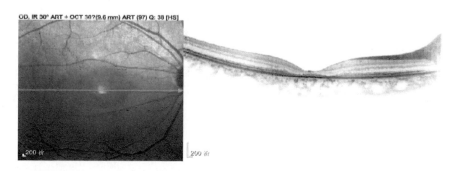

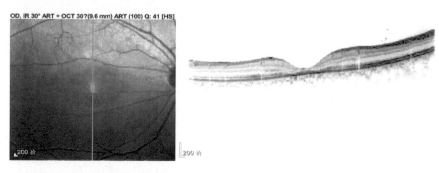

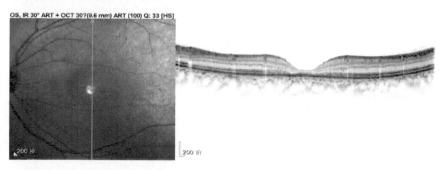

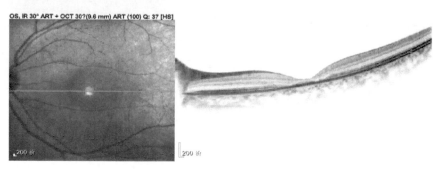

图 22 -1　双眼 OCT 图像

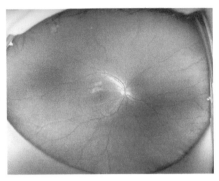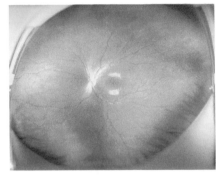

图 22 - 2　双眼眼底照相

病例分析

【病例特点】

（1）男性，青少年，既往体健。

（2）主诉：发现双眼视远不清半年。

（3）专科检查：双眼未见明显异常体征，检影验光显示双眼中度近视伴中度散光，双眼矫正视力欠佳。

（4）辅助检查：眼底彩照未见异常。

（5）戴镜半年后矫正视力下降一行。

【诊断思路】

（1）青少年，双眼无症状视物模糊。

（2）双眼无器质性改变。

（3）从未配镜，双眼中度近视伴中度散光，而且相差不大，裸眼视力和矫正视力低于正常同龄人，且双眼相差不超过两行。

基于以上几点，初步诊断"双眼屈光不正性弱视"，半年后因矫正视力不升反降，予以 OCT 检查，根据检查结果和临床特点，修正诊断为 Stargardt 病。

笔记

197

【鉴别诊断】

（1）屈光参差性弱视：一般双眼屈光度相差较大，且双眼矫正视力相差两行以上。

（2）斜视性弱视：视力发育阶段有显性斜视，且双眼矫正视力相差两行以上。

（3）形觉剥夺性弱视：有明确的眼器质性病变，例如先天性白内障、上睑下垂等导致视路遮挡形成。

【治疗思路】

目前无特殊治疗方法。

【疾病介绍】

Stargardt 病是一种原发于视网膜色素上皮层的常染色体隐性遗传病，1909 年由 Stargardt 首先描述。病因多为常染色体隐性遗传，基因定位在 LP21-22 的 ABC4R。常发生在近亲结婚的后代，有较明显的家族史，但临床常见散发病例。发病年龄多在 15 岁前，Stargardt 病初期眼底完全正常，但中心视力已经明显下降，因此容易被误诊为弱视或癔症。多数为双眼对称，中心视力渐进性下降，而周边视野始终保持正常，视力不能矫正，色觉轻度障碍。

1. 症状

Stargardt 病可分成初期、进行期、晚期 3 个阶段。

（1）初期：眼底完全正常，但中心视力已有明显下降，因此易被误诊为弱视或癔症。如果此时行 FFA 检查可以见到黄斑数量较多和细小的弱荧光点。所以 FFA 对本病早期诊断极为重要。

（2）进行期：最早的眼底改变是中心反光消失，继而在黄斑深层见到灰黄色小斑点，并逐渐形成一个横椭圆形境界清楚的萎缩区，横径为 1.5 ~ 2 PD，直径为 1.0 ~ 1.5 PD，呈如同被锤击过的青铜片样外观。在病程经过中，萎缩区周围又出现黄色斑点，萎缩区又扩大，如此非常缓慢而又不断地发展，可侵及整个后极部，但一般不超出上下颞侧视网膜中央动静脉所环绕的范围，更不会到达赤道部。此时FFA可见整个萎缩区呈斑驳状强荧光，其周围与黄色斑点相应处有虫蚀样小荧光斑。此种斑驳状和虫蚀样荧光斑是一种因色素上皮损害而显示的透见荧光。

（3）病程晚期：在黄斑部能见到陷于硬化、萎缩的脉络膜血管，并有形态不规则的色素斑，说明脉络膜毛细血管亦已损害。Irvine等推测这种损害是继发的，是由于视网膜神经上皮层外层及色素上皮层长期失去功能与代谢的一种失用性萎缩。

2. 诊断

本病视功能方面的改变是中心视力在初期即有明显下降，进行期及晚期则高度不良。患者无夜盲而有程度不等的昼盲现象。视野检查在初期已可发现中心暗点，进行期后，有与萎缩区大小相对应的中心暗点。周边视野一般无改变。色觉障碍初期即可检出，以后逐渐加剧。全视野ERG无明显异常，多焦点视网膜电图（mERG）则有显著改变，提示中心凹损害严重。EOG光峰与暗谷比值（LP/DT）正常或下降。

根据病史、视功能检查、眼底表现及荧光血管造影的特征，对本病的诊断不难做出。此病与遗传因素有关，可以进行家系调查。

因此，在诊疗过程中弱视诊断要慎重，考虑多方面的可能因素，发现矫正视力下降、视野改变等情况，思维的高度和广度非常重要。

⊕ 叶良主任点评 温州医科大学附属眼视光医院

弱视病例需要做排除性诊断。首先，要根据屈光不正的程度来判断引起弱视的可能性。一般情况下，近视在－3.00 D 左右，散光在－2.00 DC 以内，是很难引起弱视的。其次，此类病例的矫正视力如果首次检查低于0.6，需进一步进行 OCT、视觉电生理和视野等检查，以排查黄斑区疾病和视路疾病。这个病例的特殊性在于首次检查矫正视力为0.8，这样的视力在近视性屈光不正患者首次戴镜时，是很常见的，容易被忽略。

参考文献

1. 李凤鸣. 中华眼科学. 北京：人民卫生出版社，2004.

（张斌俊　整理）

第三部分　双眼视

病例 23
集合不足合并调节过度

病历摘要

【基本信息】

患者，男性，16 岁。

主诉：双眼视物模糊伴重影半年，加重 1 个月。

现病史：患者于半年前开始在长时间阅读后出现双眼视物模糊伴重影，眼部酸痛，头痛，无眼位偏斜，歪头视物及眼红等不适。1 个月前于我院就诊，诊断为"双眼屈光不正，视疲劳"，予以全矫戴镜，并抗疲劳药物治疗。戴镜 1 个月来，自诉症状加重，出现阅读困难、重影、串行、眼痛，已无法正常学习和近距离工作，要求再次进行眼部检查。

笔记

【眼科检查】

（1）常规眼部检查和思考。通过裂隙灯和眼底检查再次排除了器质性病变的可能，考虑到患者的症状不断加重，戴镜和药物治疗均无改善，推测存在双眼视功能问题的可能，于是进行视功能相关检测。

（2）视疲劳主观问卷调查。该调查问卷来自美国国家眼科研究所资助的集合不足治疗试验研究（CITY），症状得分≥16分为阳性，调查内容，见表23-1。该患者的问卷得分为30分，为阳性。

表23-1　视疲劳症状问卷调查表

选项：0=从不，1=极少，2=有时，3=经常，4=频繁
1. 阅读或近距离工作时，你是否觉得眼部疲劳
2. 阅读或近距离工作时，你是否觉得眼部不适
3. 阅读或近距离工作时，你是否觉得头痛
4. 阅读或近距离工作时，你是否觉得易困乏
5. 阅读或近距离工作时，你的注意力是否不集中
6. 你是否对记住读过的东西感到困难
7. 阅读或近距离工作时，你是否会出现双影
8. 阅读或近距离工作时，你是否觉得文字移动、跳动、游动或在纸面上漂浮
9. 你是否觉得你的阅读速度慢
10. 阅读或近距离工作时，你是否觉得眼刺痛
11. 阅读或近距离工作时，你是否觉得眼酸痛
12. 阅读或近距离工作时，你是否有一种眼球牵拉感
13. 阅读或近距离工作时，你是否会出现视物模糊或聚焦不准确
14. 阅读或近距离工作时，你是否会出现串行
15. 阅读或近距离工作时，你是否不得不重复读同一行

（3）双眼视功能检查，见表23-2。

【辅助检查】

头颅CT未见明显异常。

【诊断】

（1）双眼屈光不正。

表23-2　双眼视功能检查

检查项目	检查结果	
屈光检查		
主觉验光及最佳矫正视力	OD：-1.75＝0.9	OS：-2.00＝0.9
眼位检查		
三棱镜法		
戴镜眼位	$-10^{\triangle}@N$；$-1^{\triangle}@D$	
双眼视功能检查		
调节幅度（移近法）	OD：11 D	OS：10.5 D
调节灵活度	OD：6 cpm（正镜慢）	OS：6 cpm（正镜慢）
	OU：2 cpm（正镜慢）	
NRA/PRA	+1.25 D/-5.00 D	
AC/A	$1^{\triangle}/D$	
BI/BO（远距）	X/8/4	10/18/8
BI/BO（近距）	20/28/14	2/8/0
辐辏近点	10/16 cm	
Worth4点	4点@D	4点@N

（2）集合不足合并调节过度。

【治疗】

（1）告知患者疾病特点及预后。

（2）嘱患者全天戴镜，注意用眼卫生。

（3）建议患者进行视觉训练。

（4）建议患者及时随访。

【随访】

持续训练3个月后，患者自述阅读时无不适症状，阅读困难和串行较前有明显改善。训练前后各项双眼视功能改善指标，见表23-3。

表 23 - 3   各项双眼视功能改善指标

检查项目	检查结果	
	训练前	训练后
屈光检查		
主觉验光及最佳矫正视力	OD：- 1.75 = 0.9 OS：- 2.00 = 0.9	OD：- 1.75 = 1.0 OS：- 2.00 = 1.0
视疲劳问卷	30 分	12 分
隐斜量		
远距	$-1^{\triangle}$	$-1^{\triangle}$
近距	$-10^{\triangle}$	$-10^{\triangle}$
AC/A	$1^{\triangle}/D$	$2^{\triangle}/D$
BO		
远距	10/18/8	10/20/10
近距	2/8/0	21/28/16
集合近点	10 cm/16 cm	6 cm/9 cm
调节反应（FCC 法）	调节超前	+0.25 D
正负相对调节	+1.25 D/ - 5.00 D	+2.50 D/ - 3.50 D
调节灵活度		
右眼	6 cpm	14 cpm
左眼	6 cpm	14 cpm
双眼	2 cpm	12 cpm

病例分析

【病例特点】

（1）青年男性，复诊阅读困难、重影等视疲劳症状。

（2）初诊嘱配镜，抗疲劳药水滴眼，效果不佳。

（3）专科检查：双眼屈光不正，集合不足、调节过度。

【诊断思路】

（1）患者初诊时发现屈光不正，经过眼科常规检查可排除眼部器质性病变，但患者视觉症状明显，且不断加重，考虑双眼视觉功能可能存在异常。

（2）根据患者的主诉，主要的视觉问题出现在阅读和近距离工作后。Kenneth 认为近距工作中的调节和辐辏功能异常是除屈光不正之外最常见的视觉异常，主要表现为视物模糊、重影，注意力不集中，视近时间长出现头痛、眼疼等症状。而临床上以集合不足最为常见，多发生于持续近距离工作后。该患者的主诉与集合不足的症状颇为吻合。

（3）集合不足的诊断主要依据视疲劳问卷和视功能评估结果。经过问卷评分和双眼视功能测量，该患者集合不足合并调节过度的诊断成立，主要基于以下几点。

1）视疲劳问卷得分为 30 分，调查问卷来自美国国家眼科研究所资助的集合不足治疗试验研究，得分 ≥16 分为阳性。

2）患者视近的外隐斜度相比视远 >9$^\triangle$，集合近点远移，大于 7 cm，且 AC/A 比率小。

3）融像性聚散检测结果显示，该患者近距的正融像性集合能力不足。根据 Sheard 准则，正融像性储备至少应为外隐斜量的两倍，而该患者的 P = 2/3 D − 1/3 R = 6 >0，不符合 Sheard 准则，故可判断为正融像性集合能力不足。

（4）调节和聚散系统在近距离工作中是联动的，本例患者的调节幅度正常，调节超前，NRA 低于正常，翻转拍的正镜面阅读困难，确定为调节过度。因为集合不足患者会动用调节性集合和融像性集合来代偿集合不足，两者的相互叠加更容易使睫状肌处于超负荷工作状态，从而导致视疲劳。因此，集合不足的患者更容易出现调节过度而引发各种症状。本例患者既有集合不足的临床症状和体征，又有调节过度的诊断依据，而调节过度继发于集合不足，故诊断为集合不足合并调节过度。

【治疗思路】

（1）非斜视性双眼视功能异常的处理方法主要有 3 类：附加球镜、附加棱镜和视觉训练。通常根据 AC/A 比率和隐斜量进行选择。由于该患者为集合不足，AC/A 比率低，故不适合用球镜附加，而棱镜的作用仅能辅助阅读，无法真正增进患者的正融像性集合能力。集合不足的治疗首选是通过视觉训练改进正融像性聚散功能。据文献报道，集合不足的患者，通过视觉训练后，大约有 72% 的患者"痊愈"，91% 患者"痊愈"或"改进"。

（2）针对本例集合不足合并调节过度，视觉训练的目的主要是改善症状（视疲劳问卷评分降至 16 分以下），增进正融像性集合能力（正融像性储备至少应为外隐斜量的两倍，即达到 $20^\triangle$）和放松调节。训练方法主要是集合功能和调节功能的协同训练。

（3）集合功能训练用以改进正融像性聚散功能，根据 Sheard 准则，正融像性储备至少应为外隐斜量的两倍，故该患者视觉训练的目的就是将 BO 范围增加至 $20^\triangle$。嘱患者通过 Brock 线，偏振立体图和红绿立体图，以及裂隙尺训练扩大融像范围，建立正常的融像能力以及改善聚散灵敏度。

（4）调节功能训练主要用以放松调节，提高双眼调节功能和集合功能的协调性，通过正镜片排序使患者逐渐放松调节，以便能自主控制过多的调节功能，远近字母表操、翻转拍训练用于患者储备正常的调节幅度和提高调节灵敏度。

（5）训练过程中，嘱咐患者采用医院训练和家庭训练相结合的方法，每周医院训练 2 次，每次 30 分钟，其余时间每天在家训练 20 分钟，持续 8 周。每次训练采用 1 种调节训练和 2 种集合训练方法，训练方法可随机挑选，由易到难，循序渐进。

徐菁菁主任点评　温州医科大学附属眼视光医院

当患者的视觉症状明显且与近距离用眼相关，但无明显的器质性眼病时，需考虑双眼视觉功能异常的可能性。本病例为集合不足合并调节过度，集合不足患者临床上较为常见。对该类患者需进行视疲劳问卷调查和完整的双眼视功能检测。诊断依据为视疲劳问卷评分≥16分、集合近点移远、AC/A比率低和近距正融像性集合功能降低。集合不足的患者容易调动调节性集合和融像性集合，故可合并调节过度。通常可根据AC/A比率和隐斜量选择双眼视功能异常的治疗方法。集合不足患者由于AC/A比率低，戴棱镜无法促进正融像性聚散能力，故首选的治疗方法为视觉训练，训练方法为集合功能和调节功能的协同训练，采用医院训练和家庭训练相结合的方法，训练成功率高，可显著改善症状。

参考文献

1. SCHEIMAN M, MITCHELL G L, COTTER S. Arandomized clinical trial oftreatments of convergence insufficiency in children. Arch Ophthalmol, 2005, 123 (10): 14 – 24.

2. KENNETH J C. The scientific basis for and efficacy of optometricvision therapy in nonstrabismie accommodative and vergencedisord. Optometry, 2002, 73 (12): 735 – 762.

3. Convergence Insufficiency Treatment Trial Investigator Group. The convergence insufficiency treatment trial: design, methods, and baseline data. Ophthalmic Epidemiol, 2008, 15: 24 – 36.

4. JUDITH B, LAVRICH. Convergence insufficiency and its currenttreatment. Current

笔记

Opinion Ophthalmol, 2010, 21(5): 356 – 360.

5. SCHEIMAN M, WICK B. Clinical Management of Binocular Visoin. Second Edition Lippincott Williams & Wilkins, 2002, 226 – 249.

6. SCHEIMAN M, ROUSE M, KULP M T, et al. Treatment of convergence insufficiency in childhood: a current perspective. OptomVis Sci, 2009, 86 (5): 420 – 428.

7. BARRETT B. A critical evaluation of the evidence supporting thepractice of behavioural vision therapy. Ophthal Physiol Opt, 2009, 29(1): 4 – 25.

8. GRIFFIN J R, GRISHAM J D, CIUFFREDA K J. Binocular anomalies: Diagnosis and vision therapy. Publisher: Butterworth Heinemann, 2002.

（汪育文　整理）

病例 24
调节不足伴融像性聚散障碍

病历摘要

【基本信息】

患者，女性，10 岁。

主诉：双眼视物重影 2 年，加重伴视物模糊 2 个月。

现病史：患者既往体健，2 年前无明显诱因下出现双眼视物重影，视近明显，看远偶有重影，不伴头晕、头痛、视物不清等症状。2 年间曾陆续在当地诊所和医院就诊，未明确诊断。2 个月前，双眼视物重影症状加重还伴有视物模糊，上课看黑板亦不清楚，严重影响其日常生活和学习。在当地医院再次就诊，诊断为"双眼近视性屈光不正"，但试戴眼镜后不适且矫正视力不佳，"散瞳验光"

笔记

211

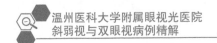

后亦无法提高视力，未予配镜，转至神经内科进一步检查，头颅磁共振检查结果未发现明显异常。建议来我院进一步诊治。

【体格检查】

全身及一般状态良好。

【眼科检查】

VAsc：右眼 4.8；左眼 4.8@ D&N。主觉验光（Humphriss 法）：右眼 $-0.50 \times 175 = 4.9^+$；左眼 $-0.25 = 4.9^+$。眼压：右眼 13.8 mmHg；左眼 14.1 mmHg。HT：ortho。CTcc：XP @ N，ortho @ D。EOM：SAFE。双眼睑形态正常，启闭可，结膜清，角膜透明，前房深清，虹膜纹理清，瞳孔圆，对光反射正常，晶状体透明，玻璃体透明。眼底：双眼视盘界清色红，C/D 约 0.2，血管走行可，动静脉比约 2：3，黄斑反光存，后极部网膜平伏。双眼视检查结果见表 24 - 1。

表 24 - 1 双眼视功能检查

检查项目	检查结果	
隐斜量测量（Von Graefe 法）	近距 $12.5^\triangle$exo	远距 $3^\triangle$exo
+1.00 D 的隐斜量	$14.5^\triangle$exo	
调节幅度（移近法）	OD：3 D	OS：3 D
调节灵活度	OD：负镜通不过	OS：正负镜均通不过
BI/BO（远距）	BI with $3^\triangle$exo：1/0	BO with $3^\triangle$exo：1/0
BI/BO（近距）	BI with $12^\triangle$exo：左眼抑制	BO with $12^\triangle$exo：×/4/ - 1
Worth4 点	5 点@ N	5 点@ D

睫状肌麻痹主觉验光：右眼 $+0.25/ -0.75 \times 180 = 4.9^+$；左眼 $-0.50 \times 175 = 4.9^+$。

笔记

【辅助检查】

双眼同视机检查见表24-2。

表24-2   同视机检查

检查项目	检查结果
主观斜视角	0°
客观斜视角	0°
融合点	0°
分开	-3°
集合	+2°
立体视觉检查	
OPTEC3500	200″
Titmus	400″
TNO	>480″

眼轴（IOL-master）：右眼23.21 mm，左眼23.28 mm。

【诊断】

（1）双眼屈光不正。

（2）假性集合不足。

（3）融像性聚散障碍。

【治疗及随访】

（1）告知患者疾病特点及预后。

（2）可验配框架眼镜：右眼 $-0.50 \times 175 = 1.0$ （$1^\triangle$BI）；左眼 $-0.25 = 1.0$ （$2^\triangle$BI），试戴后患者自诉视远物清晰，无重影，无不适，嘱患者全天戴镜，注意用眼卫生。

（3）建议进行视觉训练，训练室每周1次，结合每天家庭训练，包括调节功能和聚散功能训练。

（4）予以消旋山莨菪碱滴眼液，双眼每天2次。

（5）1个月后随访。

病例分析

【病例特点】

（1）女性儿童，主诉：双眼视物重影2年，加重伴视物模糊2个月，看远、近均有模糊和重影症状，在当地"散瞳验光"后亦无法提高视力，神经内科未发现明显异常。

（2）专科检查：远、近裸眼视力欠矫，主觉验光检查视力提升困难，采用了放松调节的Humphriss法最佳矫正视力仅达到4.9，近距隐斜量大，睫状肌麻痹验光结果显示仅少量散光，矫正视力仍未达到正常值。

（3）特殊检查：调节幅度异常低，调节灵活度无法测量，远、近正、负融像性聚散范围明显偏低。Worth 4点检查远、近均有复视，立体视结果明显异常。

【诊断思路】

（1）患者以双眼视物重影为主诉，且已持续较长时间，遮盖一眼视物重影消失。在磁共振检查排除神经系统异常，眼部检查排除器质性病变的情况下，双眼视觉功能异常可能性很大。

（2）患者视远、近物均有重影，近距更加明显，因此以近距检查为切入点。由于患者近距有较明显的外隐斜，初步考虑近距视物重影源自于集合能力不足以代偿外隐斜。由于调节和聚散系统在近距离工作中的联动关系，以近距视物重影为主诉的双眼视异常患者并非一定是聚散系统的问题，也可能是调节系统的问题所致，这里需要确定是由于集合功能本身不足所致还是由于调节功能不足继发的调节性集合不足所致。而单眼的检测可以把调节系统和集合系统独立开来。

（3）通过调节功能的检查，我们可确认是由于调节不足继发的集合不足，也就是"假性集合不足"，其本质是调节不足。诊断依据如下。①有近距视物重影主诉。②患者视近的外隐斜度明显比视远大，相差 $9^{\triangle}$ 以上。③调节幅度仅为 3 D，远低于该患者年龄段所对应的最小调节幅度计算值 12.5 D。④调节灵活度检测，单眼无法通过负镜附加，且由于调节能力不足，为看清近物，调节的神经冲动发放过度，导致睫状肌无法放松，正镜附加亦无法通过。

（4）再看患者视远重影的问题，患者视远不需要调节，而且患者的调节幅度很低，因此基本可排除调节系统对远距视物重影的影响。检查显示患者远距基本正位，却出现了视物重影，有理由怀疑是由于患者自身储备不能代偿隐斜量。在患者已经重影的情况下如何评估融像储备呢？可提供一定的棱镜度让患者实现双眼融像，在此基础上再进行融像范围的评估。检查发现患者的融像范围明显低于正常，故诊为融像性聚散障碍。诊断依据如下。

融像范围：远距 BI/BO：1/0；近距 BI 左眼抑制 BO×/4/−1。

【治疗思路】

（1）排除器质性病变的基础上，根据检查结果，明确调节不足和融像性聚散障碍的诊断。

（2）为即刻缓解视物重影和视物模糊的症状，予以棱镜处方消除重影，提高视力。

215

（3）予以放松睫状肌的滴眼液减少视疲劳症状。

（4）进行视觉训练，提升调节幅度，改善调节灵活度，提高正、负融像范围至能轻松代偿外隐斜量，采用训练室和家庭训练结合的方案以保证训练效果。

🏥 汪育文主任点评　温州医科大学附属眼视光医院

假性集合不足是临床上比较常见的一种双眼视功能异常，其本质是调节幅度低下，调节不足所致的调节性集合不足，因此常以双眼视近重影为主诉，也表现为近距外隐斜过大，与原发的集合不足的本质区别就是是否存在调节幅度低下，另外针对假性集合不足的患者，给予一定正镜附加往往有助于改善集合近点，而真性集合不足则不会。

融像性聚散障碍是一种相对少见的双眼视功能异常，由于在其他类型的双眼视功能异常中通常会伴随有正融像性能力或负融像性能力的不足，临床上独立诊断为融像性聚散障碍的患者较少见。但该例患者远、近的融像性范围均明显低于正常值，正融像和负融像能力都特别低下，属于比较典型的融像性聚散障碍。

该例患者属于比较少见的病例，同时伴有两种类型的视功能障碍，因此临床症状特别明显，诊断方面也会有一定难度。临床上碰到比较复杂的视功能异常问题时要考虑合并异常的可能性。

参考文献

1. HUSSAINDEEN J R, MURALI A. Accommodative Insufficiency: Prevalence, Impact and Treatment Options. Clin Optom (Auckl), 2020, 12: 135 - 149.

笔记

2. NUNES A F, MONTEIRO P M L, FERREIRA F B P, et al. Convergence insufficiency and accommodative insufficiency in children. BMC Ophthalmol, 2019, 19(1): 58.

3. HASHEMI H, NABOVATI P, KHABAZKHOOB M, et al. The prevalence of fusional vergence dysfunction in a population in iran. J Curr Ophthalmol, 2021, 33(2): 112 - 117.

（徐菁菁 整理）

笔记

病历摘要

【基本信息】

患者，男性，10 岁。

主诉：阅读 15 分钟经常出现双眼复视 1 年。

现病史：1 年前经常出现近距离阅读 15 分钟后出现双眼复视，伴有双颞侧和额部头痛及双眼酸胀痛，疼痛为钝性，轻到中度，无放射性疼痛，同时偶有发现视物有眼位向外偏斜，无歪头视物，无眼红及视物变形等不适。曾于眼镜店验配镜，具体度数不详，但是戴镜后症状无明显改善。现患者自觉影响生活及学习，为求进一步诊治，遂于我院门诊就诊。

个人史：患者足月顺产，否认既往眼部疾病和全身疾病史，家族中无弱视和斜视病史。

【眼科检查】

眼科检查，见表25-1。

表25-1 眼科检查

检查项目	检查结果
屈光检查	
视力	
远距	右眼1.0；左眼1.0；双眼1.0
近距	右眼1.0；左眼1.0；双眼1.0
检影验光	双眼均为+0.50 D=1.0
眼前节检查(−)	
瞳孔	PERRL MG(−)H/V：4 mm
眼底检查(−)	
注视性质	双眼均为稳定性中心注视
面对面视野	双眼均正常
眼位检查	
三棱镜法	−10IXT@D；−20IXT@N
远距离眼位控制得分	30秒内小于50%
眼外肌	SAFE
双眼视功能检查	
调节幅度（移近法）	OD/OS：10.00 D
调节灵活度	OD/OS：4 cpm，负镜片缓慢；OU：2 cpm
NRA/PRA	+2.00 D/−1.00 D
动态检影（MEM）	双眼+1.25 D
FCC	+1.50 D
AC/A	梯度性：2$^\triangle$/D；计算性：2.2$^\triangle$/D
集合近点	10/15 cm（调节视标）
近距离水平斜视量	20$^\triangle$IXT；−1.00 D 18$^\triangle$IXT
远距离聚散力	BI：X/12/6；BO：X/14/8
近距离聚散力	BI：8/18/10；BO：4/12/6
立体视（titmus）	40″

【辅助检查】

小瞳孔下眼底照相检查（图25-1），未见明显异常。

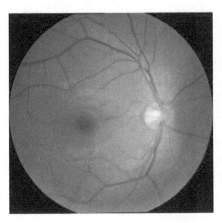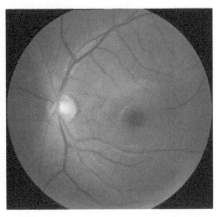

图 25-1　眼底照相

【诊断】

（1）间歇性外斜视（集合不足型）。

（2）调节不足。

（3）调节灵活度不良。

【治疗】

视觉治疗，包括屈光不正的光学矫正、棱镜和球镜的附加和视觉训练。基于患者的主要临床症状来自聚散和调节功能异常，我们给予患者双眼 +0.50 D 的全矫处方，全天配戴，并同时进行视觉训练。

视觉训练分两个阶段进行。

1. 第一阶段

（1）和患者建立良好的医患关系。

（2）协助患者逐渐意识到在整个视觉训练过程中的各种反馈机制的信号。

（3）建立自主性的粗略集合功能。

（4）刺激调节幅度和灵活度达到正常，同时要进行调节放松的训练。

（5）提高扫视和平滑追踪等眼球运动功能。

2. 第二阶段

（1）训练正融像性聚散能力并达到正常（包括张力性和平滑聚散需求）。

（2）训练负融像性聚散能力并达到正常（包括张力性和平滑聚散需求）。

（3）训练聚散灵活性并且达到正常。

【随访】

视觉训练疗程为期12周，包括院内训练和家庭训练。在训练6周和12周时，进行视觉功能的评估。随访结果，见表25-2。

表25-2　随访结果

检查项目	检查结果		
	训练前	6周	12周
远矫正视力	1.0	1.0	1.0
近矫正视力	1.0	1.0	1.0
集合近点	10/15 cm	6/8 cm	5/7 cm
调节幅度	OD/OS：10 D	OD/OS：14 D	OD/OS：14 D
调节灵活度	OD：4 cpm OS：4 cpm OU：2 cpm	OD：7 cpm OS：8 cpm OU：4 cpm	OD：9 cpm OS：9 cpm OU：4 cpm
NRA/PRA	+2.00 D/ -1.00 D	+2.50 D/ -2.00 D	+2.50 D/ -2.50 D
MEM	+1.25 D	+1.00 D	+1.00 D
遮盖试验（D/N）	$10^{\triangle}$IXT and $20^{\triangle}$IXT	$8^{\triangle}$XP and $16^{\triangle}$IXT	$6^{\triangle}$XP and $14^{\triangle}$XP
控制时间	3	1	0
立体视	40″	40″	40″
远距离 BO	X/14/8	6/16/8	8/18/10
远距离 BI	X/12/6	X/10/6	X/10/5
近距离 BO	4/12/6	10/10/12	14/24/14
近距离 BI	8/18/10	16/24/18	16/26/18

当 12 周训练疗程结束后，患者的调节和聚散功能检查指标明显改善和提高，患者的自觉症状如头痛、视疲劳、眼疲劳等也明显减轻。间歇性外斜视控制良好，仅仅表现为远近距离上的隐斜视。

病例分析

【病例特点】

（1）男性，10 岁，以近距离工作学习后复视和视疲劳为主诉前来就诊。

（2）专科检查。三棱镜加交替遮盖：$-10^{\triangle}$IXT@ D，$-20^{\triangle}$IXT@ N；调节幅度双眼 10.00 D，调节灵活度负镜缓慢，双眼均为 4 cpm，相对调节负镜缓慢，为 $+2.00$ D/ -1.00 D，动态检影 $+1.25$ D，集合近点 10/15 cm，近距离水平斜视量 $-20^{\triangle}$IXT；-1.00 D $-18^{\triangle}$IXT，远近距离 BO 测量结果均低。

（3）该病例诊断为集合不足型间歇性外斜和调节功能异常。经过一个阶段（12 周）的视觉训练后，患者的症状明显减轻，之前的相关检查指标明显改善。

对于外偏斜患者，视觉训练效果明显。

【诊断思路】

（1）患者主诉近距离工作视疲劳和头痛，并伴有间歇性外斜。尽管患者裸眼视力基本正常，但是远距离的检影和客观验光均显示双眼为低度远视。远距离的外斜视相对正融像性聚散范围偏大，不符合 S 法则和 P 法则。

（2）根据近距离的屈光状态和功能检查数据，调节和聚散功能都存在明显的异常。近距离表现为明显的外斜视，集合近点后退，正融像性聚散能力减少，故间歇性外斜视（集合不足型）诊断成立。

（3）双眼调节灵活度负镜部分低于正常，调节滞后量大说明患者可能存在假性集合不足。假性集合不足主要的病因是调节不足，调节性集合减少，也可能会导致临床上集合近点后退和近距离外隐斜。对于该患者，通过遮盖单眼和正镜附加一小时后，集合近点无明显改善，可以排除假性集合不足的诊断。

（4）由于患者的调节功能相关检查存在异常，说明患者同时还存在调节问题。

【治疗思路】

（1）对于间歇性外斜视（集合不足型）患者，由于近距的症状更为明显，斜视度更大，表现为明显的集合不足，故可行视觉训练，通过改善近距的集合不足，提高调节功能来进行治疗。

（2）在视觉治疗的第一阶段，我们要让患者能意识到在训练过程中会出现的各种反馈机制信号。同时整个训练过程中需要医院和家庭训练相结合。我们从笔尖移近训练、远近视标跳跃和聚散球训练开始来提高患者粗略的集合功能。同时要强调让患者逐步提高自主集合功能。训练的终点是能自主将集合近点移近到鼻尖 6 cm 以内。

汪育文主任点评　温州医科大学附属眼视光医院

对于集合不足型的间歇性外斜视患者，可以通过视觉训练来改善症状，提高视觉功能。集合不足的视觉训练成功率可以达到90%以上。间歇性外斜视患者除了融像功能异常外，往往会合并调节功能的异常，所以在视觉训练的同时，不能忽略调节功能的评估和训练。

参考文献

1. BORSTING E, ROUSE M W, DE LAND P N. Prospective comparison of convergence

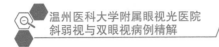

insufficiency and normal binocular children on CIRS symptom surveys. Convergence Insufficiency and Reading Study（CIRS）Group. Optom Vis Sci, 1999, 76（4）: 221 – 228.

2. BORSTING E, ROUSE M W, DELAND P N, et al. Association of symptoms and convergence and accommodative insufficiency in school-age children. Optometry, 2003, 74(1): 25 – 34.

3. BORSTING E J, ROUSE M W, MITCHELL G L, et al. Validity and reliability of the revised convergence insufficiency symptom survey in children aged 9 to 18 years. Optom Vis Sci, 2003, 80: 832 – 838.

4. ROUSE M W, BORSTING E, MITCHELL G L, et al. Validity and reliability of the revised convergence insufficiency symptom survey in adults. Ophthal Physiol Opt, 2004, 24: 384 – 390.

5. ROUSE M, BORSTING E, MITCHELL G L, et al. Validity of the convergence insufficiency symptom survey: a confirmatory study. Optom Vis Sci, 2009, 86: 357 – 363.

6. AZIZ S, CLEARY M, STEWART H K, et al. Are orthoptic exercises an effective treatment for convergence and fusion deficiencies? Strabismus, 2006, 14: 183 – 189.

7. DAUM K M. A comparison of the results of tonic and phasic vergence training. Am J Optom Physiol Opt, 1983, 60: 769 – 775.

8. DAUM K M. The course and effect of visual training on the vergence system. Am J Optom Physiol Opt, 1982, 59: 223 – 227.

9. SERNA A, ROGERS D L, MCGREGOR M L, et al. Treatment of convergence insufficiency with a home-based computer exercisprogram. J AAPOS, 2011, 15: 140 – 143.

（姜俭　整理）

笔记

病例 26
恒定性外斜视术后的
双眼视功能康复

病历摘要

【基本信息】

患者，男性，16 岁。

主诉：双眼斜视术后自觉仍有眼位偏斜 1 年。

现病史：患者 1 年前因"恒定性外斜视，双上斜肌麻痹，双眼屈光参差"于我院行双眼外斜视矫正手术，术后眼位基本矫正，但 1 年来患者自觉仍有眼位偏斜，无眼红眼痛，无眼球转动等不适，今来院复查。

【眼科检查】

眼科检查，见表 26 - 1。

笔记

表 26 - 1　眼科检查

检查项目	检查结果	
屈光检查		
裸眼视力	OD：0.4	OS：1.0
主觉验光及最佳矫正视力	OD：- 1.50 = 1.0	OS：+ 0.75 = 1.0
眼位检查		
角膜映光法	- 5°～- 10°	
眼球运动	各方向运动可	
同视机检查结果		
同视机检查	主观斜视角	到处同侧复视
	客观斜视角	- 5°
	融合范围	无
立体视觉检查	TNO	无
	Titmus	无
	OPTEC 3500	无
Worth4 点灯	3 点@ D	2 点或者 3 点@ N

【诊断】

（1）残余性外斜视。

（2）双眼恒定性外斜视矫正术后。

（3）双眼屈光参差。

（4）双眼屈光不正。

【治疗1】

（1）告知患者疾病特点及预后。

（2）配镜，并嘱咐坚持戴镜。

（3）建议患者行双眼视训练，20 次训练，每周 1 次，结束后复查。

【随访1】

完成20 次双眼视训练后复查结果，见表 26 - 2。

笔记

表 26 - 2　眼科检查

检查项目	检查结果	
屈光检查		
戴镜视力	OD：1.0	OS：1.0
主觉验光及最佳矫正视力	OD：-1.50=1.0	OS：+0.75=1.0
眼位检查		
角膜映光法	正位	
眼球运动	各方向运动可	
双眼视功能检查		
调节幅度	OD：8 D（负镜片法）	OS：8 D（负镜片法）
辐辏近点	10 cm（笔尖）	
调节灵活度	OD：14.5 cpm	
	OS：14.5 cpm	
	双眼 OU：3 cpm	正镜眼位难控制，负镜模糊
水平隐斜量	-6△exo @D	-9△exo @N
BI/BO	抑制 @D	抑制 @N
同视机检查结果		
同视机检查	主观斜视角	-5°
	客观斜视角	-5°
	融合功能范围	-9°~+20°
立体视觉检查	TNO	120″
	Titmus	60″
	OPTEC3500	200″
Worth4 点灯	4 点@D	4 点@N

【治疗2】

继续双眼视训练，20 次，每周 1 次，结束后复查。

【随访2】

完成 40 次双眼视训练后，停训练 1 年复查结果，见表 26 - 3。

227

表 26-3　眼科检查

检查项目	检查结果	
屈光检查		
戴镜视力	OD：1.0	OS：1.0
主觉验光及最佳矫正视力	OD：−1.50 = 1.0	OS：+0.75 = 1.0
眼位检查		
角膜映光法	正位	
眼球运动	各方向运动可	
双眼视功能检查		
调节幅度	OD：8.5 D（负镜片法）	OS：8.5 D（负镜片法）
辐辏近点	TTN（笔尖）	
调节灵活度	OD：16 cpm	
	OS：16 cpm	
	OU：14 cpm	
水平隐斜量	$-8^{\triangle}$ exo　@ D	$-10^{\triangle}$ exo　@ N
BI/BO	BI：X/13/12　@ D	BI：24/28/24　@ N
	BO：18/25/19　@ D	BO：32/36/24　@ N
同视机检查结果		
同视机检查	主观斜视角	−3°
	客观斜视角	−5°
	融合功能范围	−8° ~ +27°
立体视觉检查	TNO	120″
	Titmus	40″
	OPTEC 3500	50″
	RDS	100″
Worth 4 点灯	4 点@ D	4 点@ N

笔记

病例分析

【病例特点】

（1）青少年男性，双眼恒定性外斜术后。

（2）术后近期效果可，术后1年眼位回退，无法控制正位。

（3）专科检查：双眼未见明显异常体征，主觉验光显示双眼屈光参差，角膜映光点 −5°～ −10°，眼位无法控制。

（4）特殊检查：同视机＋立体视检查＋Worth 4 点检查显示无同时视，无立体视，双眼无法正常融像。

（5）通过术后1年，每周1次的双眼视训练，双眼可控制正位，建立同时视、融合功能和立体视。并在停训练1年后得到较好维持。

（6）训练停止5年后复查，该患者的眼位维持较好，双眼融像功能和立体视功能未出现回退，近视度数未发生明显变化。

【诊断思路】

（1）恒定性外斜视术后回退可能与屈光参差，双眼视功能基础差，术后未能自行重建双眼视功能相关。需要进行屈光矫正，重建术后双眼视功能。可先行视觉训练，严重者可考虑2次手术。

（2）屈光参差患者双眼裸眼视力不同，必须通过屈光矫正，平衡双眼远视力。但此类患者双眼调节幅度与调节灵活度有较大差异，可通过调节训练平衡双眼的调节功能。

（3）恒定性外斜视术后往往伴有单眼抑制，可通过脱抑制＋融像训练建立三级视功能，如同时视、融像和立体视。

（4）恒定性外斜视患者无法控制正位，多数训练将无法进行，训练起点的选择尤为重要。①可选择集合卡，进行近距离的脱抑制

笔记

（强迫双眼快速交替注视）和融像训练（融合相应位置的点）。②可
选择同视机，在患者客观斜视角上通过交替闪烁进行脱抑制。

（5）停止训练的时机选择格外重要，需要在训练评估中 2 次达
到相应指标，再降低训练频率。对于儿童，建议在训练后维持低频
率（1~2 次/月）训练以巩固双眼视功能。

【治疗思路】

对于斜视术后的视功能重建，需要在平衡双眼调节功能的基础
上，进行三级视功能的训练，训练要循序渐进。训练前期安排家庭
的脱抑制和调节功能训练，训练室坚持进行同视机脱抑制训练，近
距融像范围扩大训练，训练过程中时刻监控调节功能的平衡，融像
范围以及立体视的变化。若立体视得到一定程度的恢复，后期的训
练将提高得更快。该病例由于年龄较大，视觉训练发育较成熟，停
止训练后功能可以较好维持，若是儿童，训练频率要更高，训练维
持时间需要更长。

汪育文主任点评　　温州医科大学附属眼视光医院

外斜视的发病原因不明，可能与神经支配因素、解剖因素、屈
光因素等有关。恒定性外斜视大多是由于间歇性外斜视失去代偿所
引起，也有开始发病即为恒定性。发病早而预后差，常因为双眼视
觉遭到破坏，而形成立体盲。需要尽早手术矫正斜视。手术的成功
率主要以远期效果来判断，即 1 年以上的斜视度稳定性。斜视手术
即使近期效果非常好，远期也有较高的复发和回退率，特别是术后
合并视功能异常者。为了减少术后复发和回退率，首先，可以通过
多次随访，确定手术量；其次，在术前尽最大努力改善双眼视觉基
础，即矫正弱视，屈光参差，平衡双眼调节功能并建立同时视；再

者，手术后通过视觉训练，重建和完善患者双眼视觉功能，巩固斜视手术效果，减少斜视复发可能。

参考文献

1. 王光霁. 双眼视觉学. 北京：人民卫生出版社, 2011.

2. BAEK J S, CHO, KIM U S, et al. Long-Term Results of Intermittent Exotropia Surgery：Comparison between Motor and Functional Success. Journal of the Korean Ophthalmological Society, 2014, 55(7).

3. FLOM M C, KIRSCHEN D G, WILLIAMS A T. Changes in retinal correspondence following surgery for intermittent exotropia. Am J Optom Physiol Opt, 1978, 55(7)：456－462.

4. WU H, SUN J, XIA X, et al. Binocular status after surgery for constant and intermittent exotropia. Am J Ophthalmol, 2006, 142(5)：822－826.

（郑福浩　整理）

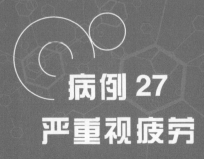

病例 27
严重视疲劳

病历摘要

【基本信息】

患者，男性，23 岁。

主诉：双眼视物疲劳 2 年。

现病史：患者 2 年前无明显诱因开始出现视物疲劳，在当地医院配镜，疲劳无明显减轻。患者先后在多家医院进行各种治疗，包括使用人工泪液，进行视觉训练，服用中药等手段，疲劳均无明显改善。近日来疲劳加重，要求进一步诊治。

【眼科检查】

眼科检查，见表 27-1。

表 27 - 1　眼科检查

检查项目	检查结果	
屈光检查		
裸眼视力	OD：0.3	OS：0.3
原镜处方	OD：+4.75/-0.5×127=0.7	OS：+3.00/-0.75×178=0.8
检影验光	OD：+5.50/-0.5×100=0.9	OS：+3.50/-0.5×180=0.9
主觉验光	OD：+5.50/-0.5×107=1.0	OS：+3.25/-0.5×2=1.0
眼表检查	睑板腺开口可见明显脂栓，挤压部分腺管没有排出物，分泌物欠清	
泪膜破裂时间	3秒	3秒
眼位检查		
隐斜量（von Graefe）	水平：4 exo，垂直：3△BU@D	水平：抑制，垂直：2△BU@N
隐斜量（三棱镜）	水平：6 exo@D	水平：12 exo@N
眼球运动	各方向运动可	各方向运动可
双眼视功能检查		
调节幅度	OD：8 D	OS：8 D
调节灵活度	OD：12 cpm，OS：12 cpm，OU：12 cpm	
BI/BO	BI：5/6/0，BO：0/4/X@D	抑制@N
辐辏近点	14 cm	
AC/A	4/1	
Worth4点	5点@D	4点@N

面部外观检查：酒糟鼻，皮脂腺分泌旺盛。

【辅助检查】

睑板腺红外摄影图像，见图 27 -1。

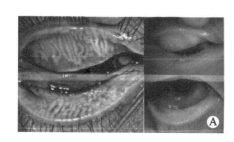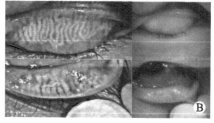

A. 右眼；B. 左眼。

图 27 -1　双眼睑板腺红外摄影图像

【诊断】

(1) 睑板腺功能障碍（meibomain gland dysfunction，MGD）。

(2) 干眼症。

(3) 双眼屈光不正。

(4) 垂直隐斜。

(5) 集合不足。

(6) 调节不足。

【治疗】

(1) 告知患者疾病特点及预后。

(2) 配镜：右眼 $+5.5/-0.50\times107$（6 BI）$=1.0$；左眼 $+3.25/$
-0.50×2（1 BU）$=1.0$。

(3) 视觉训练：同视机训练，裂隙尺训练，聚散球训练。

(4) 中医按摩及针灸治疗。

病例分析

【病例特点】

(1) 青年男性，双眼视物疲劳 2 年。

(2) 使用人工泪液，调节训练无效。

(3) 专科检查：有轻度 MGD 表现，屈光不正，引起视觉疲劳
的主要原因是垂直斜视和集合不足。

(4) 特殊检查：睑板腺红外摄影，可见睑板腺管基本正常（下
眼睑少量缺失）。

【诊断思路】

(1) 双眼屈光不正：患者 2 年前没有戴眼镜，存在中高度远

视，是靠调节代偿，随着年龄增加，调节能力有所下降，开始出现视疲劳，因此配镜。

（2）集合不足，外隐斜：患者戴镜后，调节性集合减少，进一步出现集合不足，隐斜视，造成视物疲劳。

（3）垂直斜视：患者垂直斜视显著，垂直斜视也是造成视物疲劳的主要原因之一。

（4）MGD：患者面部皮脂腺分泌旺盛，眼睑可见睑板腺脂栓，具有轻度 MGD。MGD 也是造成视疲劳的一个重要原因。

【治疗思路】

（1）对于该病例，多种原因都能够引起视疲劳，因此需要明确病因，采取综合治疗。

（2）对于集合不足，视觉训练是有效方式，因此首选视觉训练，但患者平时还有较多的近距离工作，因此一方面验配棱镜，减轻症状；另一方面视觉训练，扩大融像范围。

（3）MGD 的治疗：人工泪液，睑板腺按摩。

张芳主任点评　温州医科大学附属眼视光医院

视疲劳的病因很多，有眼部疾病、屈光因素、视功能因素、环境因素及精神因素等。临床上的视疲劳往往也是由多种病因综合作用的结果，因此，除了视疲劳的常见眼表因素，如干眼症、睑板腺功能障碍等外，我们不能忽略屈光矫正和双眼视功能的评估。对于视疲劳的治疗也应该多管齐下，查出所有可能病因后进行综合诊治，才能收到良好的治疗效果。

参考文献

1. 中华医学会眼科学分会眼视光学组，中国医师协会眼科医师分会眼视光学组.
中国视疲劳诊疗专家共识(2024年). 中华眼科杂志，2024，60(4)：322-329.

（邓如芝　整理）